大展好書　好書大展
品嘗好書　冠群可期

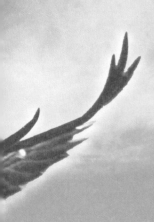

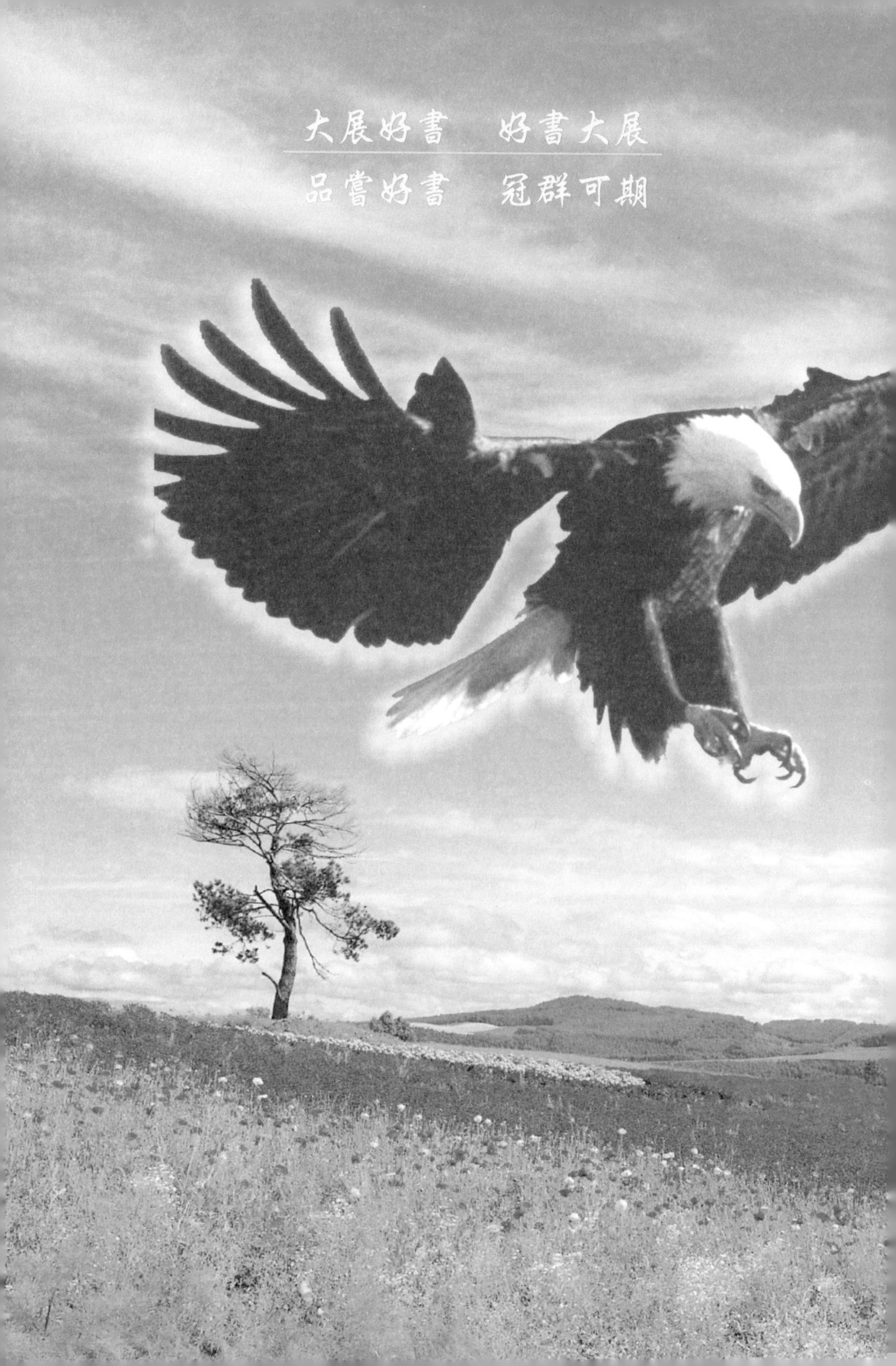
大展好書　好書大展
品嘗好書　冠群可期

女性醫學7

子宮癌、卵巢癌

岡島弘幸／著
陳傳惠／譯

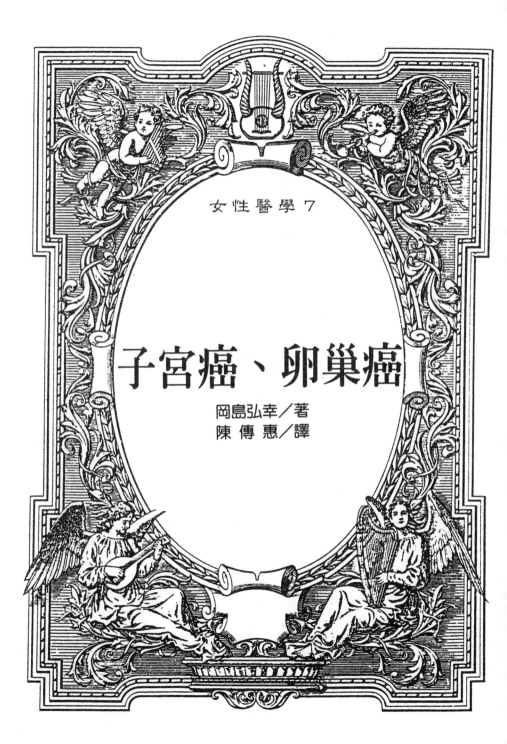

前　言

我所服務的神奈川縣立癌症中心是癌症的專門醫院，在接受團體檢診或身體檢查而被告知必須再度接受精密檢查時，就會前來我們的醫院受診。

這些患者自知罹患癌症，往往因為深受打擊而無法進食，或慌慌張張地閱讀手邊的家庭醫學書籍，略具常識後才來到醫院，但是有很多人的想法都是錯誤的。

我努力地讓患者擁有正確的認知，不過，在有限的門診時間內，仍然有一些限制。

為了替患者解決這些煩惱，放送大學的古谷博教授，開闢了有關婦女癌概說的課程。教學場所離橫濱的學習中心很近，我認為這是能對我在診療場所無法述說的一些關於婦科癌症加以解說的機會，於是欣然接受邀請參加演講，至今已經七年了，擁有不少的學生。

去年，主婦之友社請求我繼已故的老師增淵一正博士所著的『子宮癌　發現與治療』一書之後再發行新書，於是我整理放送大學的講義並予以發行。

希望讀者在閱讀本書之後，能夠對婦女癌擁有正確的知識，同時也定期地接受檢診，不要忽略了早期發現的機會，能夠百分之百治癒癌症是我的希望。

岡島弘幸

目錄

前言……三

體驗　發現並治癒了子宮癌

子宮頸癌為進行性Ⅱb期，利用放射線療法迅速復原——織田由起子……一四
克服了懷孕後才發現的子宮頸癌，安然地生產——久村こずえ……一七
接受子宮全摘除手術，事隔　年仍然每天充滿元氣——杉田泰子……二〇
子宮頸癌手術後的右腳浮腫目前正在復健中——伊藤輝子……二三
利用子宮全摘除與化學療法度過子宮體癌的危機——中村登志子……二六
卵巢癌手術後重回護士崗位平安無事地退休——清藤涼子……三〇
因卵巢癌摘除卵巢與子宮，利用自家骨髓移植的方式恢復精神，回到社會工作——佐佐木美紀……三四

第一章 婦科的癌與致癌的構造

因子宮癌而死亡的人逐年減少……四〇
早期發現的關鍵在於定期檢查……四二
重要的構造與癌的特徵……四七
癌的特徵是破壞、滲透、轉移性質……五五
調查的語源……六〇
子宮癌檢診Q&A……六二

第二章 子宮頸癌

子宮是何種臟器？……六八
子宮分為頸部與體部／從發生學的觀點來探討子宮
子宮頸癌為出現在子宮頸部的癌……七二
國內子宮頸癌佔壓倒性多數／子宮頸癌與子宮體癌性格完全不同／子宮頸部的上皮有二種／健康人的組織交界分明／另外一種癌——頸部腺癌

子宮頸癌的原因……七八
性行為是第一危險因子／性行為的年輕化使子宮頸癌的年齡下降／性感染症備受注目／人乳頭瘤病毒與子宮頸癌的關係／從病毒感染到致癌過程／否定與疱疹病毒的關係／其他的危險因子
子宮頸癌是容易發現的癌……八八
年輕人的子宮頸癌大多出現在子宮口的外側／子宮頸癌即使在前癌狀態（異形成）時也能發現
子宮頸癌的診斷……八九
檢診的條件／細胞診與窺陰鏡診／確定診斷必須利用組織診和圓錐切除診來進行
子宮頸癌細胞診的級數分類……九六
日本是採用日母方式
子宮頸癌的進行……九九
子宮頸癌的臨床進行期分類／初期子宮頸癌沒有自覺症狀／何謂五年生存率
子宮頸癌的治療……一〇七
能夠懷孕、生產的鐳射療法／追求根治性的子宮全摘除術／Ⅲ～Ⅳ期主要是採用

放射線療法／新治療法的溫熱療法
子宮陰道部糜爛……一一五
住院多久？……一一六
子宮頸癌檢診Q&A……一一九

第三章 子宮體癌

探尋子宮體癌的危險因子……一二六
由於飲食生活歐美化使子宮體癌增加／子宮體癌年齡在五十多歲到達巔峰／子宮體癌以不孕、未生產者較多／容易併發肥胖、糖尿病、高血壓／應該接受子宮體癌檢診的人
子宮體癌的原因……一三三
何謂月經週期（性週期）／卵子成熟時引起排卵／未受經時子宮內膜的剝離就是月經／月經與荷爾蒙有密切關係／子宮內膜隨著月經週期而變化／停經後會危險嗎？／由子宮內膜增殖症到子宮體癌
子宮體癌的診斷與檢查……一四三

子宮體癌的檢診已經開始了／利用子宮內膜細胞診與子宮內膜組織診進行診斷
子宮體癌的進行……一四五
子宮體癌具有發育型／病變進行時也會轉移／子宮體癌的臨床進行期分類／
自覺症狀為不正常出血／子宮體癌的五年生存率
子宮體癌的治療……一五二
因進行期的不同而採用不同的治療法／化學療法／荷爾蒙療法
慎重使用女性荷爾蒙劑……一五六
子宮內膜容易出現的疾病……一五七
子宮內膜症／子宮肌瘤／子宮內膜增殖症／子宮內膜息肉
子宮癌檢診Q&A……一六〇

第四章　卵巢癌

預測21世紀時會急增的卵巢癌……一六四
死亡率排名提升了／未懷孕、未生產的人容易罹患／卵巢癌的家族性、遺傳性／
經常服用避孕丸者不容易罹患卵巢癌／與病毒感染症的關係／

很難早期發現卵巣癌……一七一
種類較多又複雜的卵巣癌／卵巣癌是無症狀、安靜的腫瘤／卵巣癌的部位很難進行檢診
利用畫像診斷檢查卵巣癌……一七五
CTSCAN、MRI、超音波檢查相當活躍
利用腫瘤標計診斷……一七八
卵巣癌的進行……一七九
卵巣癌的播種性轉移非常可怕／自覺症狀出現時為Ⅲ、Ⅳ期
卵巣癌的治療……一八二
基本上是動手術切除／化學療法已經到了CISPLATIN的時代
何謂骨髓移植……一八八
癌的免疫療法……一八九
癌的集學治療……一九一
卵巣癌檢診Q＆A……一九二
外陰癌……一九六
陰道癌……一九八

輸卵管癌……一九九

第五章　手術後的診療與日常生活

出院後接受檢診的方式……二〇二
手術後五年內必須檢診／定期檢診的內容／進行鐳射療法後的追蹤檢查／卵巢癌患者必須每個月進行一次檢診
子宮癌、卵巢癌患者出院後的後遺症……二〇六
出血、分泌物增加／排便、排尿障礙／腳的浮腫／放射線照射引起的皮膚變化、直腸出血、膀胱出血／化學療法造成的白血球減少、噁心、頭昏眼花、脫毛等／因為摘除卵巢，使得荷爾蒙平衡失調
如何防止再發……二一〇
手術後一～二年是再發的決勝期／無法防止再發嗎／再發部位與徵兆／再發的治療
出院後的日常生活建議事項……二一二
盡量泡澡／飲食生活方面必須充分攝取良質蛋白質／提高身體恢復力的手術後體操／治療腳部浮腫的工夫／配合復原的情形做家事／盡可能二個月後再開始性行為／

即使摘除子宮，也能進行性行為／重返工作場所的注意事項
手術後生活Q&A……………………二三四

體驗

發現並治癒了子宮癌

子宮頸癌為進行性Ⅱb期，利用放射線療法迅速復原

橫濱市　織田由起子　主婦・59歲（發病時54歲）

❶發現關鍵是突然出血

一九八九年年底，停經後三年，突然出現大量的不正常出血。沒有任何前兆，下腹未出現疼痛，也沒有分泌物，但出血量比生理期更多，而且有凝血現象。手忙腳亂地前往附近的婦產科醫院，利用荷爾蒙進行治療。二週後，大量出血停止，但是少量程度的出血仍然維持了很長的一段時間。

以往未曾前往婦科醫院接受過檢查的我，心中十分的不安，這是第一次接受子宮癌的檢診。

經由神奈川縣立癌症中心的再檢查，發現罹患Ⅱb期的子宮頸癌。癌症中心會將事實告知本人。當岡島醫師告知我病名及進行狀態時，我抱持著覺悟之心，但是仍然覺得眼前發白，魂飛魄散。

醫師建議不用動手術而利用放射線療法來治療。當時，我心焦如焚地問道：「

難道已經為時已晚，到了不能夠動手術的地步了嗎？」

不過，癌症中心卻是擁有神奈川縣中最佳成員以及最新機器的醫院。像我這種重症患者，目前也有很多人恢復元氣。於是我鼓起勇氣向癌症挑戰，同時住進了醫院。但是，家人卻是深受打擊，大學剛畢業的么女嚎啕大哭，丈夫在我疾病未癒之前，也表示絕不喝酒，擔任藥劑師的長女，則冷靜地觀察病情，成為我心靈的支柱。

❶住院二個月接受放射線治療

住院之後，一週五次接受放射線照射，週末、星期日休息。其中四次是從腹部上方（由前與由後開始）的照射，一次則是照射子宮內部。

幾乎不見放射線所引起的副作用，偶爾覺得噁心，或是不想吃油膩的食物而已。皮膚好像曬過太陽一樣，只是脫掉了一層薄皮，並未出現糜爛的情形。

一週一次進行血液檢查，白血球、紅血球、血小板並沒有減少的跡象。

醫生覺得復原順利，而且我的體力也沒有消耗，體重完全沒有變化，週末可以外宿，所以能夠返家，附近鄰居都不知道我住院了。

「癌症是可怖的病病，但是能夠如此輕鬆地治癒，真是太幸運了。」似乎我的症狀很適合利用放射線治療。對於醫師們診斷的正確性，我相當的佩服。

出院後的復原情況良好，二個月之後，甚至可以出遠門回娘家去。

三個月接受一次定期檢診

出院後至今，每三個月接受一次細胞診與血液檢查。每四～五個月接受一次放射線科的檢診，一年做一次胸部X光檢查以及腹部的CT檢查。

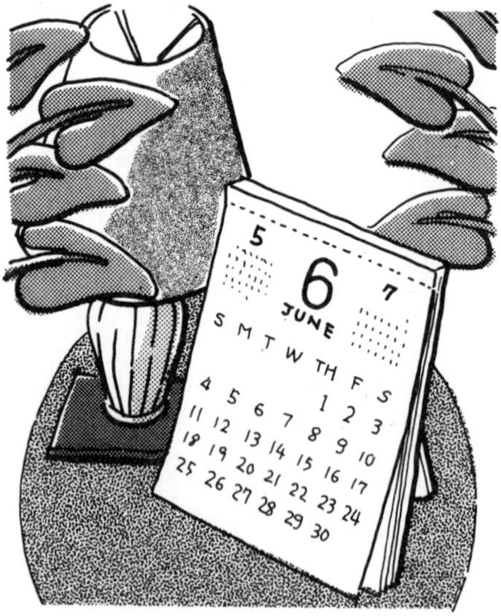

治療後經過三年，岡島醫師說：「只要半年來一次即可。」為了安心起見，我要求每三個月接受一次定期檢診。

終於到了我所期待的第五年，生活方面沒有任何的問題，連家人們也似乎都忘記我的疾病，我非常有元氣，丈夫不再戒酒，最近又似乎飲酒過度了。

我在生病之後，了解到定期檢診的重要性，如果當初每年都接受檢診，也許就能夠在更早的階段就發現疾病。

儘管罹患子宮頸癌，也不要沮喪。現代的醫學發達，能夠進行最好的治療，必須要面對疾病，積極地接受治療。我以自己的經驗告訴各位，這是可以治癒的癌症。

克服了懷孕後才發現的子宮頸癌，安然地生產

橫濱市　久村こずえ　主婦・32歲（發病時31歲）

❶懷孕五個月經由鐳射進行圓錐切除術

我三十一歲，丈夫大我十五歲，對我們夫妻而言，最大的希望就是懷孕。但是對我而言，就好像是晴天霹靂一般，因為在懷孕檢查時發現我罹患了初期的子宮頸癌。

經由再檢查，岡島醫師說：「是初期的癌症，即使生產後再動手術也不遲。」

但是，七年前母親死於胃癌，我對癌症十分的神經質，如今自己也罹患了癌症，內心無比的沮喪。

在懷孕的十個月內，如果放任癌症不管，是否會繼續惡化呢？而如果接受手術，是否還能夠留住孩子呢？能夠生下四肢健全的孩子嗎？我深深地煩惱著。最後甚至因為精神的壓力太大而發高燒。

丈夫原本也希望和醫師所說的一般，等孩子生下之後再動手術。但是，知道我的身心飽受煎熬後，丈夫改變了想法，即使因為手術而喪失了孩子，那麼只要大人健康地活著，也一樣能夠享有美好的夫妻生活。

結果在胎兒五個月大時，決定經由鐳射進行圓錐切除術。但是當我下了決定之後，又馬上反悔，岡島醫師勸我不要三心兩意，要我拿出勇氣來面對事實。

●生下孩子後我成為堅強的母親

聽說岡島醫師是名醫，而我也提早一週住院做好心理的準備，在這一週內，我變得十分的堅強。住院之後，我發現病情比我嚴重的患者都比我更為開朗、達觀，令我十分的訝異。我只不過是利用鐳射進行圓錐切除術而已，可以說是最幸運的患者了。對於自己的憂鬱感到十分的羞恥。

在手術時，我拚命地對腹中的胎兒說：「你一定要緊抓著媽媽，不可以放手。」不斷地祈禱。

原本應該要摘除全部的子宮，不過，盡可能利用鐳射進行圓錐切除術。手術安然無事地完成。手術後，醫師讓我看胎兒活動的照片，我高興得流下了眼淚。

後來，也曾經一次面臨早產的危機，卻也平安無事地度過了。提早了一個月，利用剖腹產生下二五〇〇公克的男孩。

像這種利用鐳射的圓錐切除術，當然尚會殘留部分的癌細胞，因此產後的追蹤調查十分的重要。產後，每三個月一次進行檢診，在專門的醫院接受此道的專家岡島醫師的檢診，使得我不再心存恐懼。

孩子已經滿一歲了，每次檢診時，岡島醫師總是會問：「寶寶健康嗎？」能夠向醫師報告孩子的成長，也是一大樂事。

懷孕時併發子宮頸癌的考驗，千辛萬苦地度過了，對我來說，一切都朝好的方向前進。如果沒有懷孕，就不可能在早期就發現子宮頸癌，可以說是孩子解救我的命，它是一個在出生前就善盡孝道的孩子。

此外，能夠遇到好的醫院，好的醫師也是重點。要安全地生下胎兒且能動子宮頸癌的手術，這是需要高明的技術，而且也要選擇好的專門醫院來進行手術後的追蹤調查。

丈夫的支持也很重要，同時，自己要抱持積極的想法。當我得知胎兒的性別時，一邊想它的名字，一邊去購買衣服，努力以積極的心情度過這段時光。

越過了大考驗，夫妻間的繫絆更強烈，看著孩子睡覺時的可愛臉龐，我覺得自己真幸福。

接受子宮全摘除手術，事隔12年仍然每天充滿元氣

大和市　杉田泰子　主婦·51歲（發病時39歲）

●完全沒有自覺症狀卻被宣告罹患癌症

在一九三八年三十九歲時，得知罹患子宮頸癌。當時一家人才剛從國外移居回國，只是以輕鬆的心情去接受健診。

檢診所在的時間比他人更長，令我感到不安，完全不會想到自己會罹患癌症。最後在神奈川縣立癌症中心再度接受檢查，岡島醫師告知我罹患了子宮頸癌。醫師並未清楚地對我說明癌症的惡化狀態，但是應該不是初期癌。在我接受醫師的告知時，因為完全沒有自覺症狀，所以也不知道恐懼，只是好像要趕往戰場的戰士一般，有一種高昂的情結，覺得自己應該要努力不懈。

最痛苦的是家人，長子才小學六年級，次是幼稚園學生，而丈夫的心情我也可以體會，妻子罹患癌症，使得他的人生觀大為改變，真是深受打擊。

當時丈夫是單身赴任，後來他向公司提出調職的請求，回到了自宅。丈夫盡量取得休假，照顧家中的一切，和我一起與癌症搏鬥。原本是熱衷於工作的人，卻捨棄了一切，以家庭為優先考量。想到丈夫當時的情愛表現，現在回想起來真是讓我感動不已。

我的母親最依賴身為長女的我，甚至因為替我擔心，私下前去找岡島醫師商量。我的弟妹們也從旁協助。

孩子尚小，一無所知，直到現在，他們還不知道我曾經罹患過癌症。

●手術後情緒低落無比……

手術是摘除子宮、一個卵巢和淋巴節，進行廣泛性的子宮全摘除術。拜岡島醫師高明技術之賜，並未出現我所擔心的四肢浮腫的現象，也未出現排泄困難的後遺症。動過廣泛性手術之後，往往長期間會有後遺症的痛苦，可是，我卻是一個幸運者，真是謝謝岡島醫師為我進行手術。

出院之後，得到丈夫的協助，慢慢地可以做家事了。復健情形良好，身體恢復健康。不過，與身體復原情形相反的是，手術前那種高昂的情緒已經消失得無影無蹤。手術後半年來，我一直陷入精神無法獲得解救的憂鬱狀態中。

聽說和我同樣症狀的人後來再住院，不久後就過世了，我害怕自己也會再臨這般的厄運。當時，對於子宮頸癌的知識還不普遍，擔心會復發，而且擔心不知道自己還能夠活多久，因此情緒低落無比。

雖然醫師再三告知不必服藥，但為了害怕復發，請求醫師開藥讓我服用。此外，有人建議我使用多乳菌等漢方藥或健康食品，只要是好的東西，我都願意嘗試。

然而，還是難以壓抑住不安的情緒。幸好，手術後檢診的結果良好，醫師告知我完全不必擔心，不斷地鼓勵我，使我能夠重新站起來。

到第五年為止，每三個月一次接受檢診，到第十年為止，每半年做一次，過了十年以後，只要一年做一次檢診即可。

現在回想起來，這是非常慎重的檢診。事實上，醫師也很擔心，在長時間來，他都沒有讓我產生不安，但是重要的部位，他一定會仔細認真地進行檢查。

六年前，我出現蜘網膜下出血，卻平安無事地度過危機。度過了兩個大病，現在我變得非常的達觀，每天衷心地享受生命的喜悅。

子宮頸癌手術後的右腳浮腫目前正在復健中

厚木市　伊藤輝子　主婦・70歲（發病時58歲）

❶只是偶爾忽略了檢診而已

以往，我曾積極地接受子宮頸癌的團體檢診，每次都平安無事。但是在一九八一年，因為忙碌而未接受檢診，其間空了二年，到了一九八二年接受檢診時，發現有所異常，令我懊惱不已。

醫師說：「子宮入口出現如米粒般的六個顆粒。」還畫出來讓我看。雖然醫師並未告知是癌症，但是據說只要在癌症檢診發現異常的話，心裡就應該有數了。他立刻為我寫介紹信，於是我趕緊搭計程車前往神奈川縣立癌症中心。

結果是子宮頸癌，當時的部長醫師笑著對我說：「伊藤女士，只要動簡單的手術就沒事了。就好像被蚊蟲叮咬一般。」我認為可能就像是動盲腸手術一般，內心也就不再恐懼了。但是對丈夫的告知似乎是比較嚴重。尤其在最初的階段，因為狀況不良，丈夫每天都很擔心，不知道妻子還能夠活多久。

當時，就讀高中的兒子說：「我希望一家三口能一起吃飯。」因此，我下定決心一定要活著回來。

❶手術後第六年右腳浮腫

住院一個月半。因為範圍很廣，所以手術後尿混濁，腳部腫脹。但是，醫師和護士都相當熱心地將枕頭墊在我的腳下，一天驗尿數次，症狀逐漸改善。

手術後一個月能夠出院了，但是後來需要接受放射線療法，今後必須採用何種療法，需要依病情的狀況來慎重決定。

後來，不再接受放射線療法，出院後，只是內服藥物而已。藥物的副作用很強，雖有食慾，但進食時感覺不適，難以下嚥，幾乎是食不知味，而且腳出現紫色的斑點，在停藥二～三個月以後，症狀嚴重。五年來，持續忍耐、服藥，經過五年以後，完全不再使用藥物，只是觀察情形而已。

停藥後，逐漸產生食慾，腳的斑點去除。但是經過半年以後，右腳出現淋巴性的浮腫。只要拿重物、長時間步行、正坐或坐在椅子上以及蹲下來除草時，淋巴液停滯，腳就會發脹。

❶累積智慧下工夫改善症狀

現在為了治療浮腫而到整形外科就診，服用藥物，促使淋巴液順暢地流動。因為覺得癌症中心的按摩機器很好，因此購買，而每天在家自己進行按摩。

姿勢則是保持臀部和腳的高度相同，像洋娃娃一樣，腳伸向前方。睡覺時，雙腳要墊二十公分高的枕頭，墊高腳，就能夠緩和浮腫。

只要沒事，每天都會泡澡，加入市售的沐浴劑等，保持身體溫熱。

外出時，步行太久或長時間爬樓梯，會覺得很吃力，因此，現在外出多半是開車，當然也是從自宅開車前往癌症中心接受檢查。也會從事旅行活動，自行駕車旅行的日程，只要到達目的地時腳能夠伸直就OK了。結果多半是回娘家去。

此外，因為運動不足，而利用自宅的樓梯積極地練習爬樓梯，並下工夫做體操。嚴重浮腫時，一週會使用二次利尿劑，排尿順暢，去除腳部浮腫。

每次檢診時，岡島醫師就對我說：「腳不再浮腫，性命就得救了，要好好地避免腳部浮腫哦！」醫師的建議，是最好的特效藥。雖然指示半年做一次檢診，但是我幾乎每個月都去。醫生說：「這也算是一種治療法呢！」

利用子宮全摘除與化學療法度過子宮體癌的危機

橫濱市　中村登志子　畫家・54歲（發病時52歲）

●重視不正常出血

二年前五十二歲時，出現微量的不正常出血，持續出現了一陣子。我認識的老年人說：「停經前後會出現這種狀況。」因此我也未放在心上。

為了慎重起見，最後還是前往婦產科接受檢查。丈夫在十五年前過世，沒有孩子，因此，我是第一次接受婦產科的內診。當醫師告知：「中村女士的疼痛是異常現象。」我感到無比的難過。

檢查的結果是子宮內膜症，後來前往神奈川縣立癌症中心再度接受檢查，這是我第一次與岡島醫師的見面。

再度接受檢查時，因為進行麻醉，所以不會覺得疼痛，也因此能夠觀察到子宮內部的情形。結果，終於看到很難發現的子宮體癌。

醫師只說「住院吧」，吩咐我住進癌症中心。儘管自己不願意也莫可奈何了。我是寡婦，簡單地對母親與弟弟告知事實後，自己一個人與心靈的不安交戰。我不知道自己是否罹患癌症，感到非常的苦悶，尤其在住院等待的一個月內，十分不安。

但是弟弟經由詢問，發現醫師相當的優秀，同時也深信，如果由岡島醫師為我治療的話，一定能夠痊癒。

看到在醫院中的患者都有丈夫和家人陪伴，我原本相當的羨慕，但是因為無人傾訴，我反而變得異常地冷靜。

我也瞞著友人，不讓他們知道我住院的事。我的人生美學就是絕對不讓他人看到我難看的模樣，因此我不斷地忍耐。

加上化學療法以達到手術的確實性

手術是將子宮全摘除（廣泛性子宮全摘除術），摘除二個卵巢、輸卵管全部去除。雖然不需要去除淋巴節，但是其他的部分全都摘除了。手術後一個月接受檢查，醫生說需要進行化學療法。

住院期間比當初預定時間延長三個月，我想自己可能罹患嚴重的癌症。岡島醫師表示，為了慎重起見，再注射抗癌劑三個月吧！聽他輕鬆的語氣，我的不安感一掃而空。我覺得這真是一大解救。

利用點滴進行化學療法，一個月為一個療程，持續了三次療程，我仍然能夠忍受抗癌劑的痛苦。頭髮在第一療程結束進入第二療程時開始掉落。

但是出院之後，掉得很多，我準備了二十頂帽子，以備外出之用。出院後半年內，已經復原到不必戴帽子就能夠外出了。

以我為例，抗癌劑的副作用全都出現在視力上，視力嚴重減退。住院前所戴的老花眼鏡，度數完全不合，現在半年就要換一次。

❶復原到能夠出國旅行

可能是因為摘除卵巢的緣故吧！出院後，出現荷爾蒙平衡失調的更年期症狀。五十肩的症狀嚴重，不論是清醒或睡眠時，肩膀都異常地疼痛，半年左右，痛到想哭的地步。而且有腰痛的宿疾，現在變成鈍痛，似乎有慢性化的傾向。

已故的丈夫是畫家，我繼承他的遺志，從事繪畫。因為是畫工筆畫，視力一旦減退，當然是很痛苦的事，但是我仍然繪製出一些作品來。

前一陣子，因為想紀念疾病復原，所以到巴黎旅行。

復發是很可怕的事情，需要認真地接受檢診。我相信在初期階段就能夠發現，所以一點也不擔心。能夠擁有新的人生，我一定要快樂、積極地活下去。

卵巢癌手術後重回護士崗位平安無事地退休

鎌倉市　清藤涼子　護士・60歲（發病時51歲）

自己觸摸發現卵巢的異常

卵巢癌是很難發現的疾病，但是我因為長期擔任護士，同時也是內科醫院的護理長，累積長年的經驗與知識，所以能夠發現卵巢癌。

我在四十八歲那一年停經，五十一歲時發現了不正常出血。後來我知道這個出血是子宮息肉所致。我懷疑是癌症，於是前往婦產科接受治療，並且仔細觀察自己的身體。

半年後，在恥骨附近由下往上觸摸時，發現到硬塊，於是立刻報告婦產科的主治醫師。醫師認為那是糞便或子宮肌瘤，笑我過於神經質。

但是經過一段時日之後，硬塊逐漸變大，從雞蛋般大變成如拳頭一般大。於是，我自己向所服務醫院的院長請教。做超音波檢查時，院長臉色大變。我問他：「是癌症嗎？」院長回答：「再請專門醫師檢查一下好了。」突然變得沈默不語。

結果，在院長的介紹下，前往神奈川縣立癌症中心，見到了岡島醫師。當時手觸摸到的是顆粒狀物，因此我知道不是肌瘤。岡島醫師知道我是一名護士，因此清楚地告知是卵巢癌。

停經後，卵巢會變得像酸漿果一樣大，但是動手術取出時一看，我嚇了一跳，我的卵巢竟然重達一公斤以上。

卵巢即使出現異常也不痛不癢，所以一般人不易發現。

由於病名明確，而我本身又是護士，因此醫師讓我看，讓我觸摸，確認其與糞便或肌瘤的不同。

兒子鼓勵丈夫

最擔心的是家人。雖然我若無其事地告知自己罹患了癌症，但丈夫卻深受打擊。對我而言，難題不是患者的煩惱，而是身為主婦要持家的煩惱。我告知家人，人一定會死，只是早晚的問題，同時也說服家人：「動手術或許就能夠延長這一天的到來。」

兒子已經長大成人了，比丈年更能夠接受這個事實。不論是洗衣、燒飯、燙衣服等，全都由他一手承擔。甚至還鼓勵丈夫：「老爹，你要振作哦！」

腫瘤標記（CA125）正常值為二十～三十五，而我在手術之前，達到一二〇〇，已經達到界限了，因此，初次受診後的第三天就住院，五天後動手術。

但是，岡島醫師的技術及醫院成員們的團隊精神令我深深感動，在千鈞一髮之際，不斷膨脹的卵巢並沒有破裂而完整地取出，一旦破裂的話，現在已經不在世間了。

手術後的處置，雖然我比普通人略具更多的知識，但是，在醫師的眼中，我還是一名任性的患者。

首先，據說抗癌劑的點滴注射要進行三～四個療程，但是在第一個療程時就中止了。

因為副作用強烈，嘔吐時出現了口內炎，口內化膿，無法進食，食不知味，鼻粘膜受損，沒有嗅覺，瘦了九公斤，頭髮稀疏，前髮之間可以看到底肌。

因為嘔吐，腸內一空，引起了粘連，多次出現腸閉塞，於是我請求中止注射抗癌劑。醫師很重視患者的心情，答應讓我一天內服三次抗癌劑。二個月內出院。

但是內服藥物後，依然無法進食，造成白血球、血小板減少。與醫師商量後，還是停止服藥。後來，產生了食慾，能夠工作。中止藥物的服用後，復原情形反而更好。

在服務的醫院，一個月一次接受腫瘤標記檢查，時時進行復發檢查。

❶手術後七年半平安無事地退休

出院後停職四個月努力地復健，每天晚餐後，穿著木屐，和丈夫在鎌倉海岸沙灘上散步一個小時，藉此鍛鍊下腹部肌肉。因為腳力衰退，因此藉此訓練能使下腹部及大腿部有力，迅速復原。

後來，重新擔任護士的工作，在現場工作也是一個好的復健。時間忙碌時，根本就忘記疼痛、發癢、再發作的恐懼等等，對我而言，工作真是一大解救。

手術後七年，平安無事地在六十歲時退休了。今後打算選擇能夠與患者協談的工作，希望以前的經驗能夠發揮作用。

最後我想說的，就是卵巢癌並不包括在團體檢診的項目中，如果親戚中有人罹患卵巢癌，或者是擔心有這種問題存在時，可以去看婦產科，說明情形，定期作超音波檢查即可安心。

因卵巢癌摘除卵巢與子宮，利用自家骨髓移植的方式恢復精神，回到社會工作

橫濱市　佐佐木美紀　公司職員·29歲（發病時22歲）

❶發高燒、肚子痛

在大學四年級秋天時，發覺身體異常，覺得肚子發脹，裙子很緊。最初，我以為是「太胖了，吃得太多了吧！」

我飼養了一隻小型的室內犬，在抱牠時，小狗不小心踢到我的肚子，就覺得很痛。感覺很奇怪，因為忙著趕畢業論文，所以無暇顧及這件事情，到了元旦時，突然發高燒，肚子非常痛，呈現下痢狀態。

我想可能是感冒吧！因此躺在那兒休息。可是過了二個月之後，同樣的症狀又發生了，發高燒、肚子痛到沒有辦法呼吸，呈現下痢狀態。

這就是一種異常現象，於是到當地的綜合醫院去檢查。肚子痛、下痢，於是吞鋇劑、照X光，發現胃腸完全沒有異狀，感覺很不可思議，但是還是平安無事地

畢業，就職了。

可是，進入公司二個月後，在六月時又出現同樣的狀態……，這一次到附近內科開業醫師那兒去就診。我的醫師是第一個發現我的疾病的人，可說是我的恩人。

照超音波檢查結果，「這是婦科的疾病喔！最好找專門的醫師檢查。」於是介紹我到神奈川縣癌症中心去檢查。

●為了根治，使用化學療法並進行骨髓移植

聽到癌症中心，讓我感到很不安，但是鼓起勇氣去接受診察，中心裡的岡島醫師也是我的另一位恩人，他為我撿回了一命。

檢查的結果，他對我說明：「是卵巢腫癌。如果不剖開肚子，狀態不清楚，因此要動手術。」可是在手術之前，就已先告知我父母，惡性的可能性極高。

我是獨生女。因此，父母非常驚訝、悲傷。

手術的結果的確是惡性的腫瘤。長癌的部位是右邊的卵巢，為了萬全之策，兩邊的卵巢和子宮動了全摘除術。

手術將危險的部份全部去除了，但是為了根治，手術後還要進行化學療法（抗

癌劑治療）。投與強烈抗癌劑，當然副作用就是傷害骨髓細胞，而處置的方法就是進行自家骨髓移植。在進行化學治療之前，就已經抽取了自己的健康骨髓細胞，冷凍保存起來。

◐三週在無菌室內進行治療

化學療法是在無菌室內進行的。使用比普通力量更強的抗癌劑，但是考慮到白血球銳減，會使身體免疫力減弱，因此在無菌室治療。

無菌室是只有經過完全殺菌裝備的醫生和護士才能進入的個人房，三週的時間內，我就在這個房間內渡過。

抗癌劑的治療進行了三天，在這期間，我產生了強烈的嘔吐，感到很痛苦，白血球接近為〇。但一週左右症狀穩定，後來進行骨髓移植。

雖然說移植，但是並不是切割的手術，而是將治療前保存下來的自己的健康骨髓液，利用點滴的方式透過靜脈重新的注入體內。

自己的骨髓液，因為已經到達體外，所以在注入時曾經發高燒到三十九度。但是沒有再出現其他的排斥反應，平安無事的移植骨髓。

此外，在朋友的好意下，輸血使我收集到許多血小板，利用能夠增加白血球的藥物，展現了成果，順利的復原。原本預定一個月，結果三週後就離開了無菌室。

進入無菌室以後，有電視，還有消毒過後的書本，父母和朋友的信以及剪報等，消毒過都可以送到我這兒來。

不管什麼食物，都必須要加熱以後才能吃。四片的麵包，外側的兩片因為加熱而焦黑，只吃中間二片。護士每天為我清潔、洗髮，對我而言，並不是一種孤獨的，而是一種安靜的靜養感覺。

結束了三個月的住院生活以後，出院的恢復情形非常順利。但是遺憾的是出院二個月後，因為輸血，罹患了C型肝炎，接下來的一年，為了治療肝炎而住院或看門診。我的貧血非常嚴重，因此住院時一定要輸血好幾次。

⓾克服手術後的障礙，順利回到社會

因為肝炎，手術後限制女性荷爾蒙補充療法，沒辦法在二十多歲時，就有更年期障礙的症狀，雖然什麼也沒做，但是經常流汗，汗停止之後又會發冷。出現慢性的肩膀痠痛。在疲倦時，因為偏頭痛而造成眼睛深處的疼痛，有時候發冷時，必須服用頭痛藥。

但是，現在症狀已經減輕了（可能是因為習慣了吧），平常也不會感覺到這些痛苦。

回到工作崗位，得到公司同事的了解與支持，上班三個月以後，使用晚出早退的變則勤務方式，讓身體逐漸習慣。到現在，仍然能一直持續秘書的工作，現在已經和健康人一樣能夠順利的工作。

三個月進行一次檢診，每一次檢診時，我都會非常仔細地向醫師報告我的身體狀態，這樣子如果變調情形時，醫師就可以馬上處理，因此現在非常有精神。

最近發生在像我這種年輕女性的癌增加了。未婚女性如果持續生理不順或腹痛的現象時，一定要拿出勇氣來，去看婦產科。

第一章

婦科的癌與致癌的構造

因子宮癌而死亡的人逐年減少

不變的子宮癌發生率

自一九八一年以來，癌症死亡居於我國死亡率的第一位，現在大家都知道這一點，看圖1就可以知道其數目不斷的增加，惡性新生物（癌）現在已經完全凌駕於腦血管疾病或心臟疾病之上了。

根據日本厚生省的最新統計發現，在一九九三年因為癌而死亡的人數為二十三萬五千五百六十多人，約占總死亡人數的二七％，也就是說每三・七人，就有一人被癌奪走了生命。

女性的癌死亡率如圖2所示，在一九七四年之前，僅次於胃癌的是子宮癌，但是近年來，大腸癌、肺癌、肝癌、乳癌急增，已經超過了子宮癌。

相反的子宮癌所造成的死亡率逐年減少，現在居於第六位。但是子宮癌的「發生率」並沒有減少，可是死亡率為什麼會減少呢？也就是檢診的普及以及國內較高的醫學水準的成果。

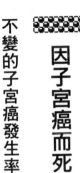

圖 1　主要死因別的死亡率年次演變（人口 10 萬比）

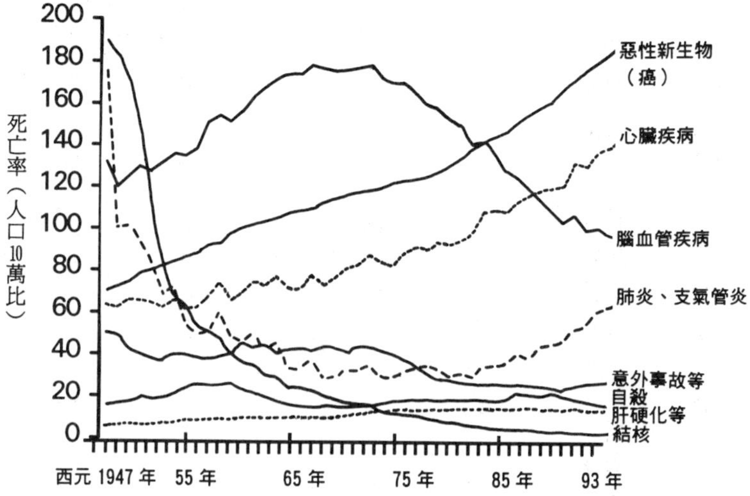

（根據日本厚生省『人口動態統計』）

圖 2　女性癌死亡率的演變（人口 10 萬比）

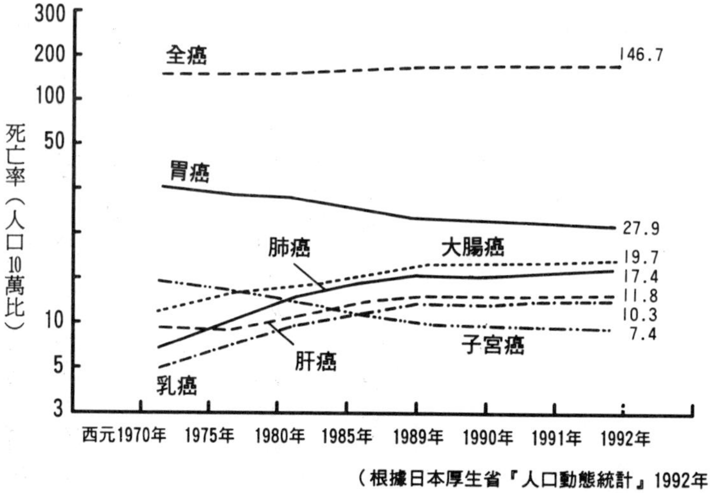

（根據日本厚生省『人口動態統計』1992年）

但是子宮癌當中的死亡率減少的，是指在接近子宮入口附近所形成的子宮頸癌，而在子宮體部所形成的子宮體癌，因為發生在子宮深處，因此光靠簡單的檢查很難掌握，所以死亡率依然會上升，這一點希望各位不要誤解。

21世紀卵巢癌的確抬頭了

女性的癌當中，婦科的癌除了子宮癌以外，還有卵巢癌、輸卵管癌、絨毛癌、外陰癌、陰道癌、子宮內瘤等，其中特別需要注意的就是卵巢癌的抬頭。

近年來，利用電腦就可以輕易預測將來疾病的增減，而卵巢癌的死亡者數，一九八五年為二七一〇人，如圖3所示，到了二〇〇〇年估計為五二六八人，二〇一五年估計為八一八六人。也就是說不久的將來，卵巢癌的死亡率排名上升。

早期發現的關鍵在於定期檢查

初期的子宮癌一〇〇%能治好

圖3　女性癌死亡數的將來預測

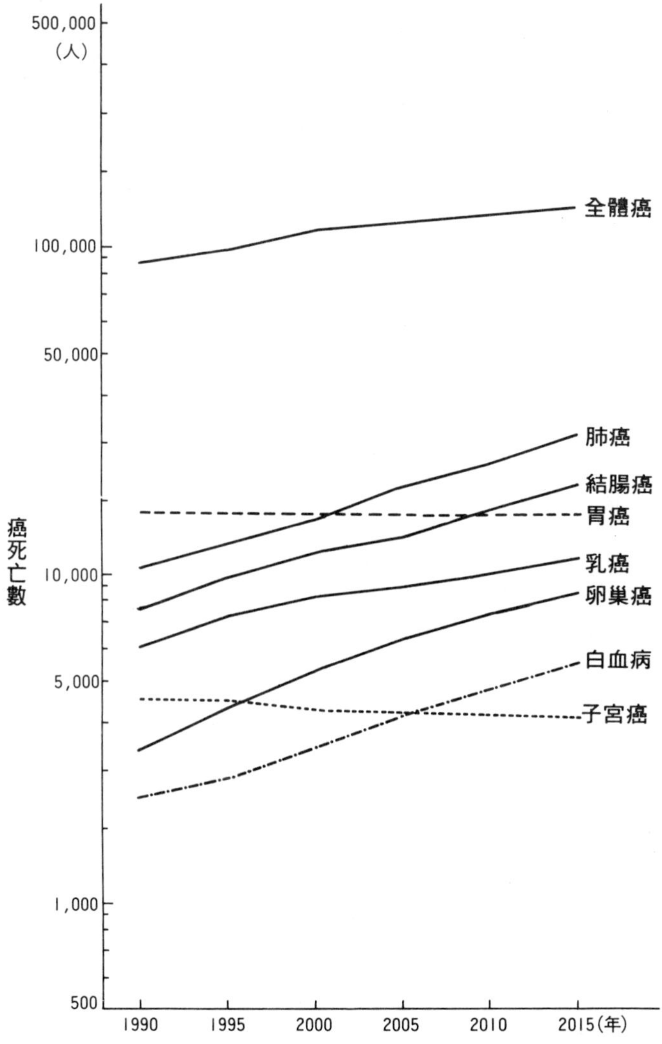

（根據日本厚生省『癌・統計白書』）

檢診的成果最顯著出現的就是子宮癌，發生率沒有減少，但是死亡率卻減少。也就是說，很多人在早期發現時就治好了。

一九八三年實施老人保健法之後，以三十歲以上的女性為對象進行子宮頸癌的團體檢診。此外，一九八九年以子宮體為對象，個人或公司可以利用定期檢診或是身體檢查來進行檢診。

由於這些檢診的普及，能夠在早期發現無自覺、無症狀的早期子宮癌，藉由早期治療就能完全治癒。

因此，最近初期癌較多，像我所服務的神奈川縣立癌症中心，在一九九三年統計，發現超過六○%的人在O期或

子宮頸癌治療成績

早期癌（網底）

<table>
<tr><th colspan="2" rowspan="2">機構／進行期</th><th colspan="2">子宮癌登錄委員會報告(80～84 年)</th><th colspan="4">神奈川縣立癌中心治療症例(83～86)</th></tr>
<tr><th>症例數</th><th>5 年生存率</th><th colspan="2">症例數</th><th colspan="2">5 年生存率</th></tr>
<tr><td rowspan="2">早期癌</td><td>0期</td><td>——</td><td>——</td><td colspan="2">131</td><td colspan="2">100%</td></tr>
<tr><td>I a期</td><td rowspan="2">11,882</td><td rowspan="2">85.1%</td><td rowspan="2">129</td><td>51</td><td rowspan="2">92.9%</td><td>100%</td></tr>
<tr><td colspan="2">I b期</td><td>78</td><td>87.1%</td></tr>
<tr><td colspan="2">II 期</td><td>7,659</td><td>64.8%</td><td colspan="2">85</td><td colspan="2">69.4%</td></tr>
<tr><td colspan="2">III 期</td><td>5,240</td><td>41.0%</td><td colspan="2">83</td><td colspan="2">37.3%</td></tr>
<tr><td colspan="2">IV 期</td><td>1,154</td><td>13.3%</td><td colspan="2">18</td><td colspan="2">33.3%</td></tr>
<tr><td colspan="2">計</td><td>25,935</td><td>67.0%</td><td colspan="2">446</td><td colspan="2">77.5%</td></tr>
</table>

Ia期的初期，就發現了子宮頸癌，這些患者一〇〇%能夠痊癒，一〇〇%能夠回到社會上。

為什麼Ⅲ～Ⅳ期的子宮頸癌患者不會減少

但是，雖然說死亡率減少，可是每年有四千人以上的患者，因為子宮癌而死亡，這是不容忽略的事實。這些患者如果能早期發現的話，也許就不會失去生命了……的確令人感到遺憾。

在我進行診療的癌症中心，負責的醫療任務是接受由其他的醫療機構介紹來的患者，是癌的第三次中心，也就是說已經沒有其他的設備了，因此大多是重症患者，可是子宮頸癌的三期或是四期，這些進行程度非常嚴重的患者還是很多，令人感到很遺憾。大約有二十%左右，雖然檢診普及，可是這個數字並沒有降低。

附帶一提，進行癌的治療，要花費很多金錢。神奈川縣立癌症中心已經很便宜了。癌症初期的簡單手術，患者本身的負擔額約十萬日幣，也就是說用十萬日幣就能治好癌。

但是，如果到了Ⅲ～Ⅳ期的癌時，手術則為大型的手術，而且還要加上放射線療法或其他的化學療法，都是需要花一百萬日幣以上。如果是私立醫院的話，當然經濟的負擔更大。

而這些進行癌的患者大多是癌再發，曾經住院、出院好幾次，結果死亡。在經濟面，對個人及國家的負擔很大，而在精神面，疾病拖了很久，當然也會使家庭的幸福被破壞掉。

為避免這種不幸的事態，我每次有機會就會呼籲檢診，但是年齡較大的人卻不願意接受檢查，令我感到很煩惱。

從團體檢診系統到設施檢診

最近擔心的就是子宮頸癌並沒有減少，而一直維持著穩定的傾向。Ⅲ～Ⅳ期的重症患者並沒有減少，所以我認為應該是到了要改善團體檢診作法的時期了。

團體檢診巴士等可以接受很多人檢診，但是因為隱私權和女性的羞恥心，因此很多女性不願意接受，這方面必須改善，在這種反省之下，現在已經從團體檢診開始變成設施檢診了。

重要的構造與癌的特徵

癌是基因突變所造成的

想要撲滅持續增加的癌，是人類共通的願望。在世界各地的研究機構和研究者，對癌的研究解析非常的進步。藉著這些研究累積之賜，最近逐漸了解癌發生的構造了。

今日由於分子生物學的急速進步，很多研究者都說：「癌是基因的疾病。」既然知道癌是基因的疾病，為了正確了解敵人，應該要了解基因。

子宮癌的預防及治療，為了能夠順利的進行，首先必須要了解「癌到底是何種疾病」。

所以，在進入本篇的「子宮癌」之前的基本篇，就是要學習關於癌的最前線情報。

首先依序從細胞開始，為各位探討。

與成為話題的DNA有關

人的身體是由六十兆個細胞所構成的。這些細胞各自有不同的任務，保持一定的調和。

細胞本身的構造在以前生物的教科書上會畫出以下的圖。

利用光學顯微鏡只能夠看到一顆顆的顆粒。但是對於細胞內小器官的形狀和功能的了解，具有貢獻的是電子顯微鏡。與放大物體的原理相同，但是利用可視光線與電子線無法比較波長，因此必須利用超高電壓的電子顯微鏡，才能看到DNA（去氧核糖核酸）。

在細胞的中心部分有稱為「核」的

圖 4 細胞構造與細胞內小器官的作用

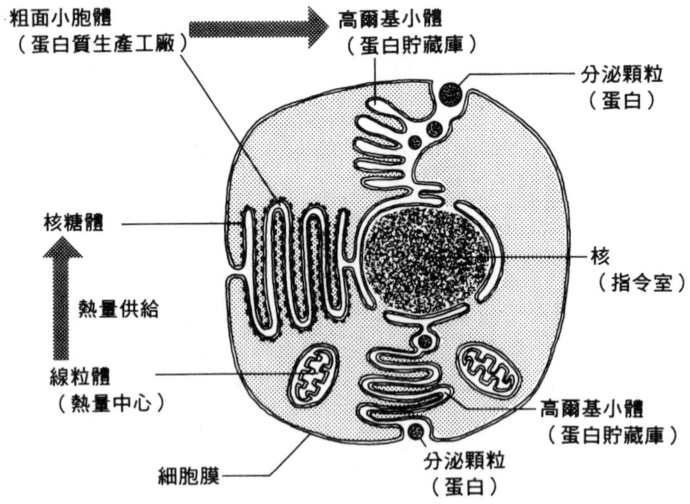

部分存在，而構成核的染色質，在細胞分裂時製造染色體。染色體是基因以一定順序所排列出來的，所有的細胞都有二個成為一對的基因，基因的本體就是DNA化學物質。

人類染色體有二十三對（四十六條），是由稱為染色絲的纖維所構成的。而染色絲將其解開來看是基因的基本構造，DNA的雙重螺旋構造，而這個雙重螺旋決定遺傳情報。

細胞分裂時，基因會複製出完全相同的細胞。

癌是癌基因加外部因子而發症的

癌是各細胞的基因中的癌基因，由於種種的外部因子（致癌物質或病毒等）的刺激而活性化因而發生的。也就是說因為某種原因，基因發生異常，正常的細胞變為異常細胞，而且複數基因經過幾個階段以後，異常不斷的累積，最後就變為癌細胞了。癌細胞無視於身體的平衡，會不斷的進行分裂，無秩序的增值。而癌最後就會不斷的成長、增大，奪走我們的生命。

最初基因的變化到能診斷出癌的大小為止，一般需要花十～三十年的歲月。

經過長久的歲月而發病

根據日本厚生省所發行的『成人病指南』一書，以非常單純的圖形來說明致癌構造（圖5）。

正常細胞經①誘發、②促進、③進展階段，變成癌細胞的圖形，表示現在許多學者認同的致癌多階段說。

所謂的誘發就是指由放射線、化學物質、黴菌病毒等使正常細胞的基因產生變化的階段。

促進階段則是引起這些變化細胞的細胞膜刺激傳達系，出現變化的過程。細胞獲得增殖性，促進細胞分裂，出現了最初的癌化細胞。

圖5 致癌構造

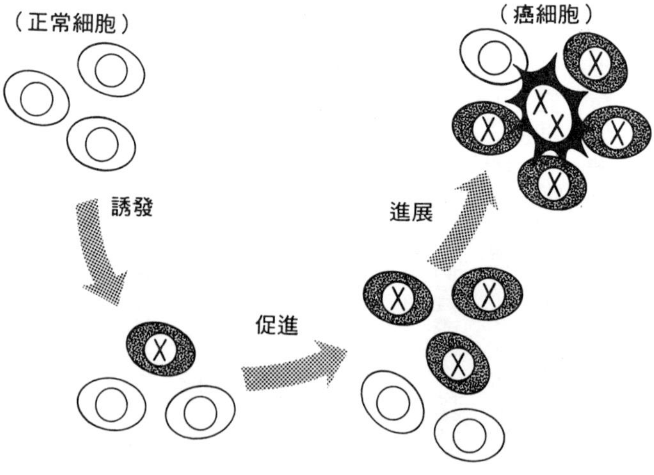

（根據日本厚生省『成人病指南』1994年）

圖 6 人類癌原因及相關因子

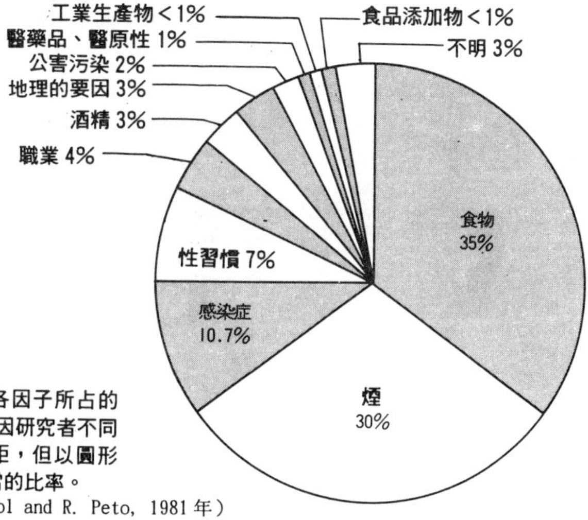

癌死亡率中各因子所占的比例（%）。因研究者不同，評價有差距，但以圓形圖表表示適當的比率。
（根據 R. Dool and R. Peto, 1981 年）

而到了最後的進展階段時，這個癌化的一個細胞就會增殖或轉移。

癌從誘發階段到促進階段，經過長久歲月，要進展為早期癌時，又需要花更久的歲月。

但是，一旦到了診斷為癌的狀態時，接下來的進行就很快了，如果不接受適當的治療，患者的生存期間大約為一～五年，平均為二・五年。

癌的誘因因子

前述說過，會使正常基因異常的，是稱為誘發因子的各種因子。

圖6是英國的德爾博士和皮特博士根據醫學調查的資料，整理出何種生活

環境，會成為癌的發生要因。

三分之一誘因是吸煙。我國注意到吸煙對於肺癌的影響，因此不斷的宣導戒煙，儘管如此，煙的營業額並沒有減少，真是不可思議，問題在於年輕女性的吸煙率最近提高了。

飲食生活占較大的比例，這是理所當然的事情。鹽分較重的飲食，或者是附著在食物上的黴菌、動物性脂肪等當然可能導致致癌。不論好壞，每日送入體內食物的蓄積，超出我們的想像以上，會造成極大的影響。

性的習慣和感染症等與子宮頸癌有密切的關係，人乳頭瘤病毒會經由性行為而感染，成為子宮癌的致癌原因。最近由為性交的年輕化，因此十多歲、二十多歲的年輕女性子宮癌增加，也是一大問題。

逐漸了解的癌與病毒的關係

在第二章會探討子宮頸癌和人乳頭瘤病毒的關係，在此簡單敘述癌與病毒的關係，當成其準備知識。

一九一一年，美國的學者培東勞斯發現了造成基因出現肉瘤的病毒，因此得到了諾貝爾獎。在同一時期京都大學的藤波鑑先生也發表了病毒會引起基因的肉瘤。

這個勞斯肉瘤和藤波肉瘤稱為雷特洛病毒感染腫瘤，由這個肉瘤產生了致癌性基因的概念。

致癌性基因會在細胞造成形質轉換。

普通的細胞會以DNA的合成期、分裂期、終止期的週期來運轉，經過幾代之後就會死亡，這是經由組織培養而證明的事實。但是，一旦引起形質轉換以後，其性質會發生變化，會出現無限的運轉，不會死亡。同時會破壞細胞膜蛋白分子間的結合，失去結合的性質之

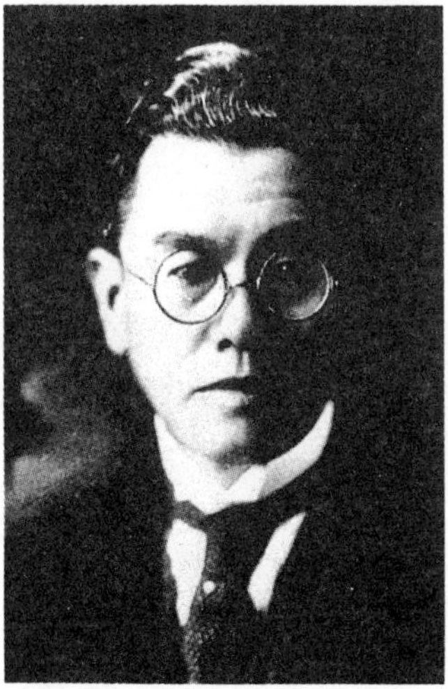

藤波　鑑先生

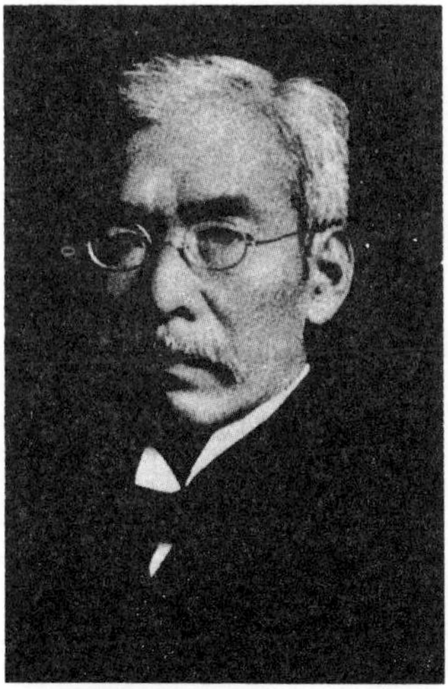

山極勝三郎先生

後，原先附著於培養器成平坦形狀的細胞，會浮遊變成圓形。癌細胞的形狀不均勻，不具有均質性的理由就在於此。

此外，比肉瘤病毒發現的更晚一點，在一九一五年，東京大學的山極勝三郎先生將煤焦油塗於兔子的耳朵，成功的製造出癌，這也可以說是世界上最早的化學致癌的成功法。山極先生是日本癌學會創始者，是日本癌研究的燦爛明星，由於藤波、山極兩位先生早逝，因此無緣得到諾貝爾獎，真是令人感到遺憾。

到目前為止，在動物方面已經發現了老鼠、猴子、兔子的肉瘤病毒、白血病毒、乳癌病毒等。

病毒內部具有核酸（遺傳情報），而因核酸的種類不同，大致可分為ＤＮＡ（去氧核糖核酸）病毒，及ＲＮＡ（核糖核酸）病毒。而稱為造腫瘤性病毒的有ＤＮＡ病毒，也有ＲＮＡ病毒。

ＤＮＡ型造腫瘤性病毒中，特別強調與子宮頸癌病毒有關的，就是人乳頭瘤病毒，以及巴基特淋巴瘤的ＥＢ病毒等。

ＲＮＡ型造腫瘤性病毒中，則包括先前談及的勞斯肉瘤與藤波肉瘤，以及與肝癌有密切關係的Ｃ型肝炎病毒。

癌的特徵是破壞、滲透、轉移性質

癌細胞會破壞周圍的正常組織，滲透到組織縫隙間，無秩序的不斷擴展。

在歐美癌的語源是由「蟹」這個字來的，就彷彿蟹將腳伸向四方，會破壞周圍，不斷的擴散。癌細胞的另一個性質是轉移，當癌增殖成長時，癌組織中有細胞遊離出來，遊離的癌細胞會隨著血液或淋巴液的循環，而分散到周圍的淋巴節和距離較遠的臟器內，固定於此增殖，具有轉移的性質。

藉著血液的轉移稱為血行性轉移，藉著淋巴液轉移的稱為淋巴行性轉移。淋巴行性轉移，首先轉移到局部淋巴節，其次形成二次、三次淋巴節轉移，最後進入靜脈，引起血行性轉移。

血行性轉移如圖7所示，分為肝型、肺型、大靜脈型、門脈型、乳糜槽型五種型態，最後都會由肺轉移到全身，變成血行性轉移。

例如，大腸癌就是圖中的門脈型。

門脈是收集來自胃、腸、脾臟、胰臟等處的血液，運送到肝臟的靜脈，大腸癌

圖 7 轉移型

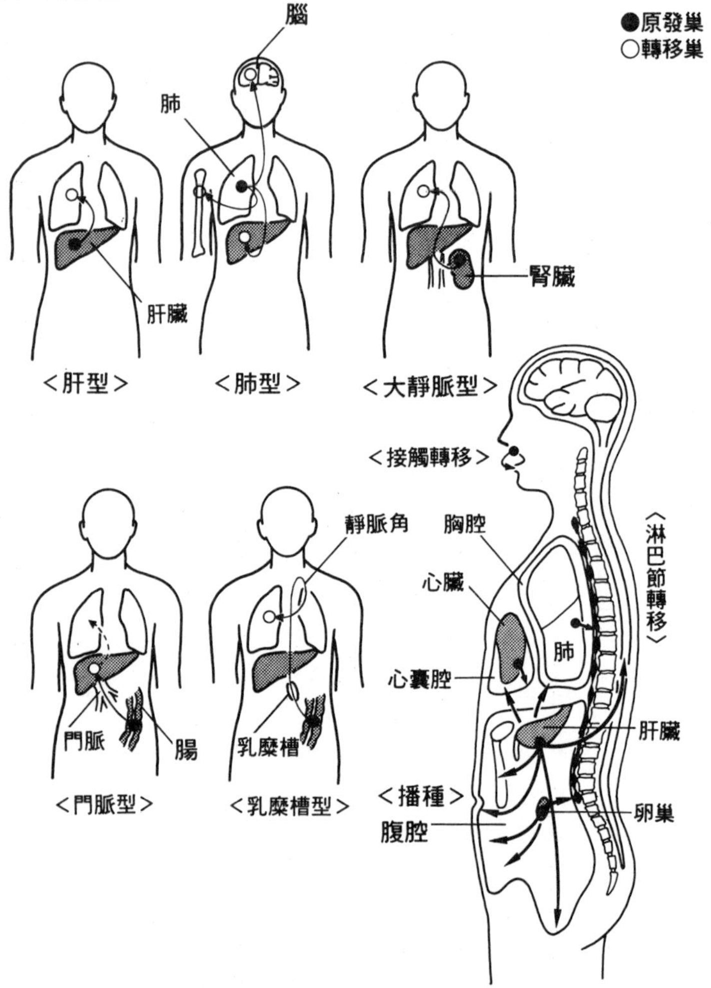

（根據橫山　武『圖解病理學』文光堂發行）

的癌細胞大都會經由門脈轉移到肝臟，由肝臟轉移到肺。

另一方面就是播種。就好像散播種子似的，癌細胞蔓延整個腹膜的體腔壁。散播在腹膜的癌細胞，會隨著腸的蠕動運動和橫隔膜的呼吸運動，逐漸往上移動而形成結節。

播種也是轉移的一種，像肺癌、消化管癌、卵巢癌等較多見。

此外，還有接觸轉移，就是口唇癌。例如上唇癌會經由接觸轉移到下唇，稱為接觸轉移，或是接觸癌。

惡性腫瘤中有癌及肉癌

具有破壞、滲透、轉移、播種等討厭的性質，因此癌被稱為惡性腫瘤，而惡性腫瘤依發生細胞的不同又分為癌和肉瘤。兩者都會毫無秩序的增加，使宿主（也就是人類）死亡，在這一點上具有同樣的性格，只是形成的場所不同而已。

以人類而言，如果將之簡單化，就是由口到肛門的一條管子，以及埋在其間的間質所構成的，而癌則是在這條管子的組織所形成的惡性腫瘤。換言之，是發生於構成各種臟器的上皮性細胞的腫瘤。

癌的各種形狀

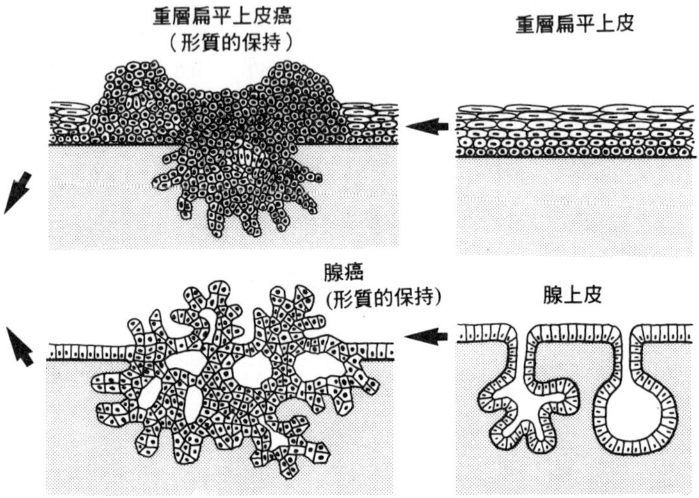

而相反的，肉瘤則是在管周圍的間質，也就是骨骼或肌肉等結締組織、神經組織、淋巴系或造血組織所形成的惡性腫瘤，也就是非上皮性細胞所發生的腫瘤。

癌有各種形態

除了從口到肛門的一條管子以外，上部從鼻子到肺的呼吸器官管，下方由腎臟到輸尿管的泌尿器官管，以及卵巢、輸卵管、子宮、陰道相連的生殖器官管等，總共有四條管狀組織的系列。癌可以在各系列的任何一處發生。

癌的形態各有不同，決定形態的三法則如下：

圖 9　惡性腫瘤與良性腫瘤

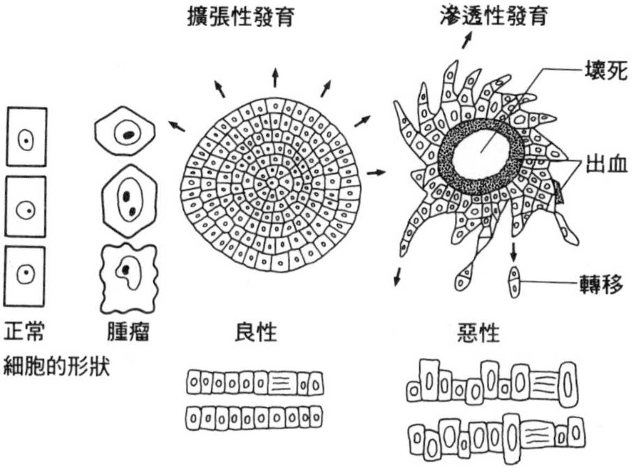

腫瘤的情形

（根據橫山　武『圖解病理學』文光堂發行）

圖 8

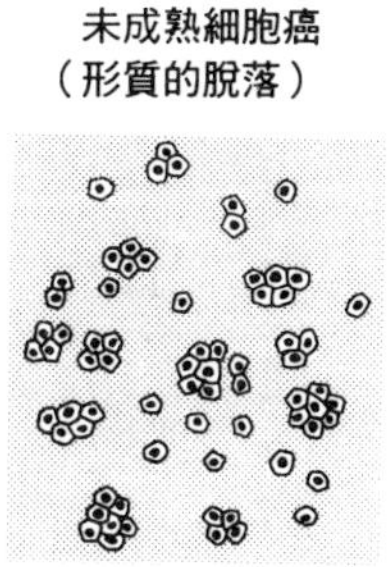

(1)與發生的母組織、母細胞類似（形質的保持）。

外管上皮形態而言，若是腺組織，則是腺癌，若是重層扁平上皮，就是重層扁平上皮癌，若是移行上皮等，就會擁有移行上皮癌的形態。

(2)有時獲得與母組織不同的形態（形質的附加）。

看子宮頸部常會發現，原本應該是腺上皮的場所，經由變形的過程，形成重層扁平上皮癌。

(3)與發生母組織不同但類似（形質的脫落）。

母組織的形質脫落，不知道到底是從何處發生的癌，像未成熟細胞癌這種惡性度極高，或者是反之，能夠保持良好癌形態及母組織形質的都有。

惡性腫瘤與良性腫瘤的不同

腫瘤除了惡性腫瘤，還有良性腫瘤。在乳腺形成的纖維腫瘤和子宮肌瘤為其代表。一旦增大會壓迫周圍，但不像惡性腫瘤一樣，會破壞周遭。

例如子宮肌瘤，一旦增大會壓迫膀胱，排尿次數接近，但不具有會滲入膀胱壁中的破壞性，用顯微鏡觀察時，細胞如圖9所示是良性腫瘤，具有美麗的形狀。

此外，也不像惡性腫瘤一樣會轉移。

惡性腫瘤如圖所示，與原先的細胞完全不同，成為不具有類似性的多形性細胞。

調查的語源……

癌像岩石一樣堅硬

「癌」這個字根據『六書』的記載，癌是指人睡在床上的姿態，「嵒」是岩的本字，是山上堆著大石的樣子。也就是說癌這個字意謂著「體內形成好像岩石般堅硬的硬塊，因為這種疾病而臥病在床」，或者是「好像岩石一樣頑固難以治癒的疾病」。

在上皮性細胞形成的癌，或非上皮性細胞所形成的肉瘤，都稱為惡性新生物，但是，簡稱為「癌」。

在西歐癌有蟹的印象

癌的英文是 **cancer**、德文是 **krebs**，都是以希臘文的 **karkinos** 為語源，意思是「蟹」，感覺非常僵硬，而又好像蟹伸出腳一樣，會破壞周圍不斷擴散。乳癌的外觀就好似螃蟹的外殼一樣，因此也有這種說法。

總之，不論東西都認為「癌是堅硬的東西」。

日本的癌研究機構中具有最古老歷史的（財）癌研究會，為了紀念第九屆國際癌會議（一九六六年）的舉行，因此規定國立博物館所保存的「沙蟹標誌」為新會章。

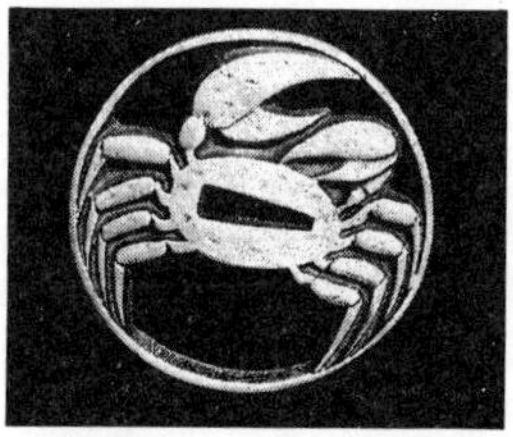

子宮癌檢診Q＆A

Q 二十五歲的主婦。從二十多歲開始接受子宮頸癌的檢診較好嗎？

A 已婚者二十多歲一定接受檢診。

根據老人保健法規定，子宮頸癌的檢診必須三十歲以上再進行，但我認為三十歲才開始似乎是太晚了。

根據東京都癌檢診中心的資料顯示，二十九歲以下的檢診者中發現0期癌的患者為十％，微小浸透癌發現了十八％，訴說著現在這個時代的實際情況。

子宮頸癌受到性行為的影響極大，因此已婚人士，二十多歲時也要接受檢診。

但是，如果三十歲以下沒有接到檢診通知，也要自己到婦產科接受檢診。

沒有性經驗的二十多歲的人，不需要接受檢診。

Q 六十五歲了，還需要接受子宮頸癌檢診嗎？

A 有生之年，一定要接受子宮頸癌檢診。

有很多的老年人認為「停經後，已經不是女人，因此不需要接受檢診。」令人感到困擾。子宮頸癌在停經後，萎縮的子宮也會發症，因此不管活到幾歲，有生之年一定要接受檢診。

高齡者的子宮頸癌非常的多，在我所服務神奈川縣立癌症中心，屬於Ⅲ～Ⅳ期進行癌的人有二十％，幾乎都是老年人，而且以往都沒有接受過檢診。

Q 子宮頸癌檢診間隔多久較好？

A 如果上次檢診無異常的話，基本上一年檢查一次。

基本上一年檢診一次。但是最近有人認為，如果連續三年都是陰性，則可以休息一年，無須檢查。

但是如果運氣不好，沒有檢診的這一年內，致癌構造發揮作用，則前三年檢查為陰性時，只不過為初期的病變，初期的子宮頸癌不會快速的進行，因此，等到翌年檢診時再發現，也能充分應付。

Q 每年公司檢診時，都要進行自行採取細胞診的方法，這樣就能安心了嗎？

A 採取不確實的自行採取細胞診是不完全的檢診。

老人保健法的子宮頸癌檢診，不採用自行採取法。採用這個方法是職業場所的檢診，或是公司的診療所沒有婦科醫師時才採用這種方法。

自行採取的器具在國內製造出來，公司檢診的十五%都採用這種方法，其他的則出口到中國或東南亞等地。

我們贊成這個方法使用是以子宮頸癌檢診為目的，為了發現其他的狀態到0期為止的早期癌，才採用這種方法，可是不可能利用這種方法發現進行癌。

外行人採取自己的細胞，當然不可能採取的很好，所以是否能藉著這個方法發現早期癌，也是一個問題。

為了確實進行癌的檢診，最好由專門醫師進行檢體的採取，這是第一條件。

到目前為止，檢診巴士的構造以保護隱私權的觀點來看，的確需要改善，但是希望各位了解，最好能藉著婦科醫師之手採取檢體。

Q 團體檢診時診斷為二級癌，指示三個月後再檢查。可以放任不管到那個時候嗎？

A 癌臨床進行期Ⅱ期與細胞診的Ⅱ級不要混淆。

很多人都有這種錯誤的想法，因此在此說明一下。

團體檢診的通知會記入細胞診的分級，這和表示癌進行程度的Ⅱ期是不同的。

妳的細胞診的Ⅱ級，就是「有異常細胞，但不是癌」的階段，因此，只要三個月後或半年再檢診就可以了。

Q 團體檢診接到通知「要觀察」，可以放任不管嗎？

A 需要定期檢查是否癌化

所以「要觀察」是懷疑為輕度異形成的狀態，大約每隔三個月到半年要接受檢診，確認是否有變化。

但是這個檢診要持續二年或三年，患者也許心理上很難忍受，因此要求「不要這樣猶豫不決，用鐳射方式動手術的人增加了」。

Q 全面摘除子宮以後，不接受子宮癌的檢診也無妨嗎？

A 沒有子宮，就不要檢診了。

沒有子宮，就不會罹患子宮癌，也就不需要進行子宮頸癌或子宮體癌的檢診了。

但是如果還留下卵巢，有可能會罹患卵巢癌，因此，要接受卵巢癌的檢診。

Q 衛生紙上出現一點血跡的不正常出血，要立刻接受檢診嗎？

A 哪怕只是一點點的不正常出血，也要接受婦產科檢診。

月經以外的出血，如果與年齡無關，一定要接受診治。尤其停經期的女性，月經不會突然完全停止，要花幾個月的時間（有時要花一年以上的時間），才能夠完全停經。

因此，可以和同一輩的人或姊妹交換情報，可是就算別人說：「每個人都如此，所以不要管它。」卻可能會因此忽略重大不正常出血的訊息，非常危險。

出血狀態因人而異，各有不同，如果覺得是不規律出血，感覺很不安，要立刻接受診治。此外，停經後的不正常出血，有很多人認為是「荷爾蒙平衡失調」所造成的，但是停經後過了幾年，就不會再出現這種荷爾蒙平衡失調的影響。

Q 沒有介紹信是否不能到檢查和治療設備完善的專門醫院接受診治？

A 由於醫院負責的工作早已決定好，因此在系統上，需要介紹信的醫院增加了。

我所服務的神奈川縣立癌症中心是介紹制的醫院，因此沒有介紹信就不能接受診療。事實上很多公立醫院採取這種系統。

私立醫院有無介紹信皆無妨，所以可以藉著『名醫指南』來確認。

請現在為你診治的醫師寫介紹信，盡可能加上以往的經過及檢查結果，如此到了新的醫院，即可省去這一部分的檢查了。

第二章

子宮頸癌

子宮是何種臟器？

子宮分為頸部與體部

首先，先來學習子宮的位置與構造吧（圖1、圖2）！

子宮在下腹部，由堅固的韌帶固定於骨盆底的中央。通常如雞蛋般大，為倒洋梨形，子宮內腔長約七公分，前為膀胱，後與直腸相鄰。

陰道的最深處是稱為子宮陰道部的子宮入口。這裡也算是子宮頸部的一部分。

子宮陰道部的中央是子宮口，有子宮頸管通過。子宮頸管為通過子宮腔的管子，其管內的粘膜如皺褶一般。

子宮狹部是較細的部分，在接近子宮入口處三分之一的部分為子宮頸部，具有固定子宮的作用，也是血管與淋巴管出入的場所。

子宮上部三分之二較寬的部分，從骨盆底朝骨盆腔突出的部分稱為子宮體部，中間有子宮腔，為孕育胎兒的場所。

子宮體部的上端膨脹成弓形的部分，稱為子宮底。

圖 1 子宮的位置

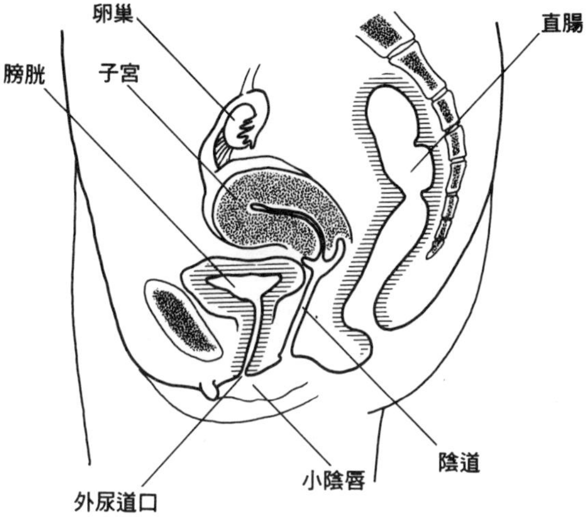

圖 2 女性的生殖器官

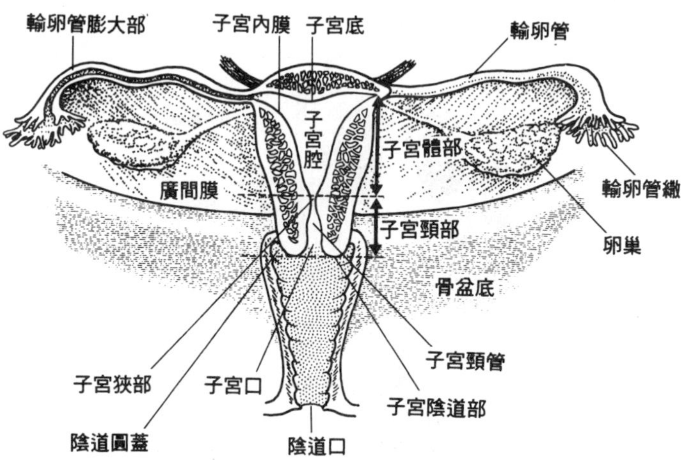

子宮體部的深處成小號形的輸卵管，通過子宮廣間膜邊緣延伸，其張開的先端有吸收卵子的輸卵管繖，而卵巢就在其附近。

子宮癌包括出現於子宮頸部的「子宮頸癌」，及出現於子宮體部的「子宮體癌」。本章就來探討佔子宮癌八〇%的子宮頸癌。

從發生學的觀點來探討子宮……

子宮到底是如何形成的呢？以學問的方式來了解其發生的成因，有助於了解疾病。

俗稱泌尿生殖器官的子宮，以發生學的觀點來看具有與泌尿器官非常接近

圖3　由發生學的觀點看生殖器

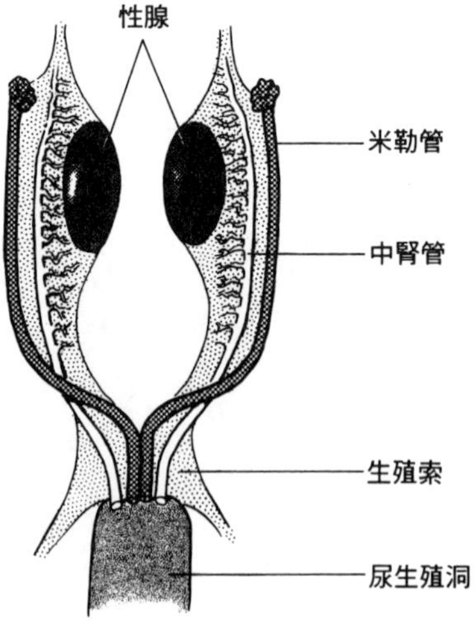

的關係。

圖3的黑管是米勒管（副中腎管），白管是中腎管。

早期的胎兒無法判定性別，但是第六週以後，女孩的生殖器大致從米勒管形成（由米勒管的進化而形成），而男孩的生殖器是從中腎管進化而來。

子宮藉著左右米勒管癒合形成，如果癒合不良，就會形成各種的子宮，甚至有的人中間還殘留著隔壁，而形成兩個子宮（雙角子宮）。

這些人做團體檢診時，因為器具只通過容易進入的一邊子宮，而忽略了另一邊的子宮。

其次為各位舉例，子宮和卵巢發生的不同，與癌治療的不同有關。

一般人認為卵巢是子宮的附屬品，但是就發生學的原理來看是完全不同的。

卵巢的原基是腎臟附近的性腺，逐漸下降成為卵巢，停在輸卵管後側，因此給與卵巢營養的卵巢動脈、卵巢靜脈，其根源就在上方有性腺存在的腎臟附近。

但另一方面與子宮營養的子宮動脈、子宮靜脈，其根源則是來自內髂骨動脈的分支。因此，卵巢和子宮血液循環的經路完全不同，所以沿著血管發達的淋巴液循環經路也完全不同。

癌是隨著淋巴液而轉移。要防止子宮癌的轉移，必須沿著子宮動脈、子宮靜脈將骨盆中的淋巴節完全廓清，如果是卵巢癌，則必須連卵巢動脈、卵巢靜脈的起始部——腎門部，也就是發生的原點都必須要廓清，否則毫無意義。

所謂「廓清」就是去除不良之物。而淋巴節廓清就是在進行癌手術時，連周圍的淋巴節都要切除。

卵巢癌權威東京慈惠會醫科大學的寺島芳輝教授強調考慮這種血液（淋巴液）的循環，如果沒有能夠完全廓清的醫院，則五年生存率會產生很大的差距。

子宮頸癌為出現在子宮頸部的癌

國內子宮頸癌佔壓倒性多數

癌統計以臟器別來區分為「子宮癌」，但是子宮癌還分為子宮頸癌及子宮體癌兩種。

國內女性的子宮癌，以子宮頸癌佔壓倒性多數，現在八〇％的子宮癌為子宮頸

圖 4　子宮頸癌

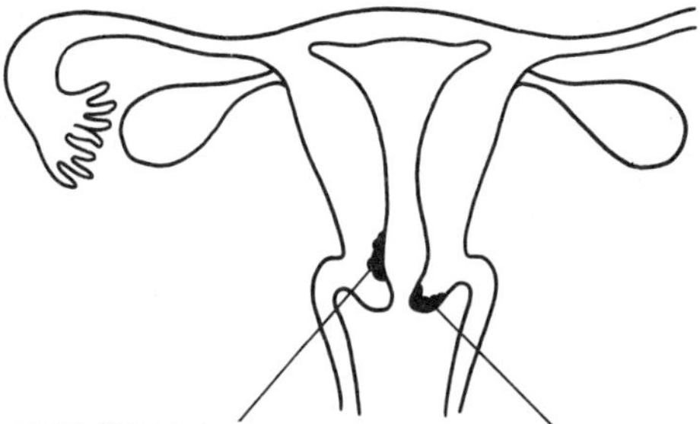
高齡者的子宮頸癌大
在於子宮頸管內
年輕人的子宮頸癌則大都存
都存在於子宮頸口外側

圖 5　年齡別子宮癌罹患率的年次演變（人口 10 萬比）

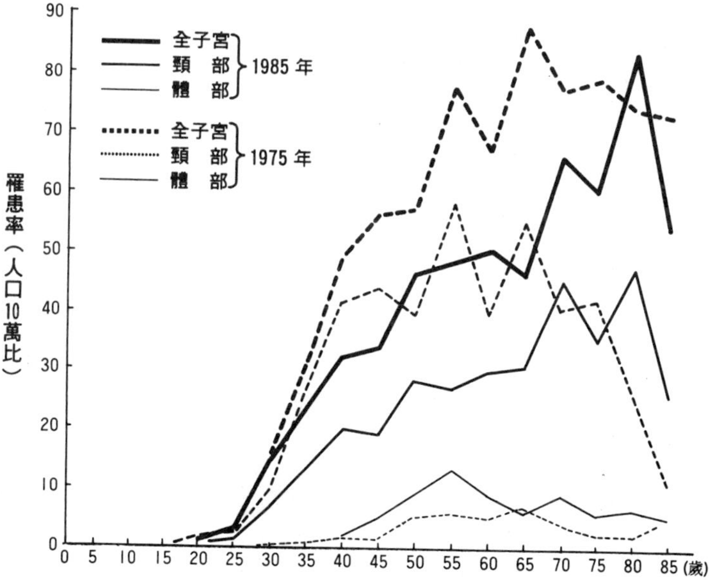

（根據日本厚生省『惡性新生物實態調查』第 4 次、第 5 次）

癌。以前是九五％，機率則更高。不過除了高齡者以外有減少的趨勢。最近子宮體癌不論任何年齡都有增加的傾向。

子宮頸癌與子宮體癌性格完全不同

子宮頸癌是出現在子宮頸部的癌（圖4）。

同樣是出現在子宮內的癌，但是子宮頸癌與子宮體癌發生的構造、與發生後的範圍、癌本身的構造，及容易形成癌的年齡完全不同，因此，診斷法及治療法也完全不同。

原本子宮頸部與子宮體部的功能就不同，因此粘膜構造也不同。

子宮體部是孕育胎兒的場所，會隨著胎兒的成長而增大、膨脹，因此平滑肌非常發達。此外，內部的子宮腔由子宮內膜所覆蓋，每次月經時都會剝離，重新製造新的粘膜。

相反的，子宮頸部則是支撐胎兒到產月為止，具有防止細菌侵入的作用，因此，平滑肌不像子宮體部那麼發達。此外，也是胎兒出生時的產道，為了作好準備，必須經常分泌粘液。

粘膜的溝造不同，因此，這兒所發生癌的性質完全不同。

子宮頸部的上皮有二種

覆蓋於頸部粘膜表面的上皮，以子宮口為交界處，分為以下二種上皮。

第一種是從陰道開始連續的重層扁平上皮。細胞為十五～二十層，特徵是表面形狀扁平，而底部則是塞滿小細胞的圓形，越到表面細胞質越大，成為菱形扁平核較小的細胞。是身體表面容易接受機械刺激部分上皮的代表。

另一種就是由單層的圓柱上皮所形成的子宮頸管部分。頸管粘膜有稱為頸管腺的分泌腺，經常分泌粘液，圓柱上皮則是胃、腸管、子宮等粘膜也會看到的圓柱狀細胞。

重層扁平上皮與圓柱上皮是完全不同的上皮，這兩種上皮的交界原本非常清晰，這交界就好像是國境一樣，人類世界也是如此。一旦發生任何紛爭，這兒首先是最危險的場所。換言之，交界附近是最容易形成癌的場所，所以我們會隨時注意。

這裡所發生的癌的組織型，以重層扁平上皮癌佔壓倒性的多數。關於其發生的過程請參考後面的敘述。

健康人的組織交界分明

人的身體細胞經常更新。健康粘膜在最底部的細胞不斷分裂增加，舊細胞被往上推擠，經過十~二十天後到達表層，表層的老舊細胞脫落。如先前所敘述，細胞的更新就是健康及不會得癌症的證明。

如果是健康女性，則重層扁平上皮變成圓柱上皮組織的交界處是清晰分明。（圖6）

最好能夠隨時保持神所知道的狀態，但是，人類宿命可能會出現糜爛或發炎症狀，一點點異常都可能變為癌細胞。

圖6 重層扁平上皮與圓柱上皮

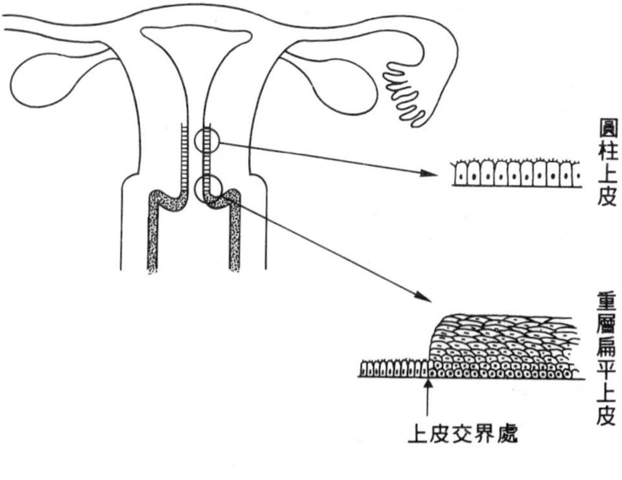

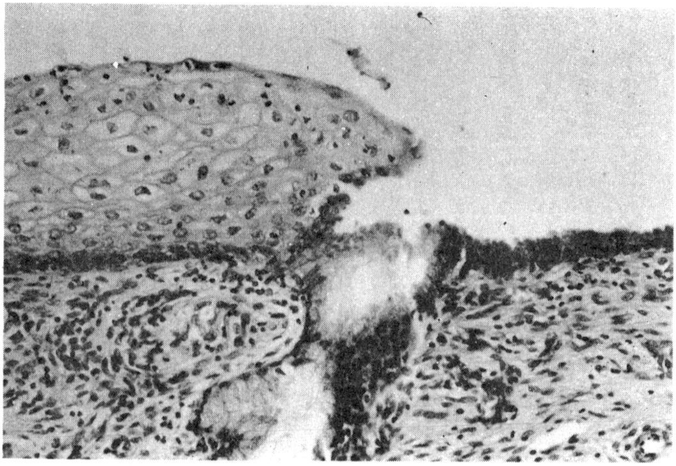

子宮口的重層扁平上皮與圓柱上皮的交界部

正常的交界部如圖所示清晰分明。

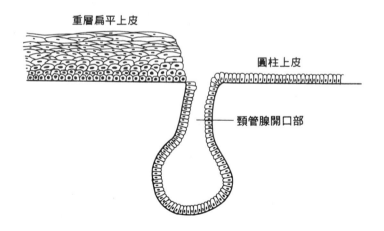

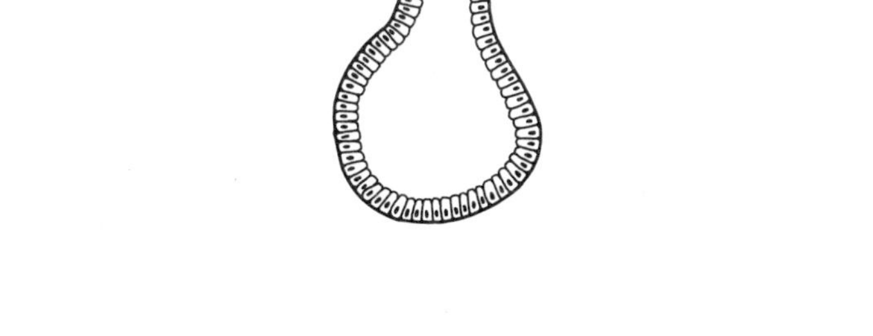

另外一種癌——頸部腺癌

子宮頸部佔壓倒性多數的是重層扁平上皮癌，但是還有一種病因和形態完全不同，來自子宮頸部分泌腺的腺癌。

我當學生時，九五％的子宮頸癌是重層扁平上皮癌，五％則是頸部腺癌。但是現在頸部腺癌的比率逐漸增高，據說已經達到十五％以上。

頸部腺癌與重層扁平上皮癌不同，與性行為或人乳頭瘤病毒無關。

然而在治療面，對放射線感受性非常低，無法得到放射線治療的效果，主要是使用手術療法及利用抗癌劑的化學療法。

子宮頸癌的原因

性行為是第一危險因子

話題再重回重層扁平上皮癌。

子宮頸部的正常細胞為何會變成癌細胞？

子宮頸癌（重層扁平上皮癌）具有如表1所示的危險因子。

容易罹患子宮癌的人：

(1)已婚者比單身者更多。

(2)初交年齡越年輕，或者是妊娠、生產的經驗越多，則罹患的機率非常高。

(3)不論已婚或單身，性交的對象越多，則危險率越高。

表1 子宮頸癌的原因・危險因子

因子	原因、危險因子
(1)性生活因子	年輕時開始性交， 性交的對象為複數到多數
(2)結婚、生產因子	早產 多產
(3)感染因子	局部不衛生 單純性疱疹 II 型病毒（HSV-2）感染 人類乳頭瘤病毒（HPV）16/18 型感染
(4)營養因子	缺乏維他命 A
(5)其他因子	吸煙

（根據『圖說臨床「癌」系列子宮頸癌、體癌』富永祐）

這是經由醫學證明的事實。也就是說性行為、結婚、妊娠、生產與子宮頸癌的發生有密切的關係。

俗話說：「處女不會罹患子宮頸癌。」沒有性經驗的女性幾乎不會罹患子宮頸癌。

我的恩師，已故的增淵一正先生，以前在調查時發現，癌研究會附屬醫院的子宮頸癌五千例患者當中，處女罹患頸癌者只有二例，而且這二例並不是重層扁平上皮癌，而是較特殊的頸部腺癌。

而學會並無正式報告處女頸癌（重層扁平上皮癌）的發生。

由此即可推測到性行為是子宮頸癌的一大危險因子。

性行為的年輕化使子宮頸癌的年齡下降

第二次世界大戰後，國人對性的觀念產生極大的變化，對於性變得非常開放。

這種潮流也許是促使現在自由文化進步的一大要因，但另一方面，以往從未出現過的十多歲、二十多歲的年輕層子宮頸癌，現在已經出現了。

性行為開始得越早，而性伴侶越多的話，則罹患子宮頸癌的機率越高。完全反

圖 7　門診患者的子宮頸癌細胞診的結果

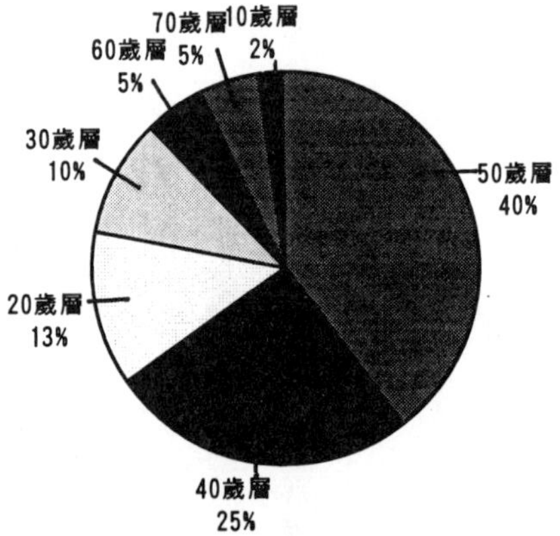

從 1992 年 1～10 月為止的細胞診・第Ⅲ級以上 61 名

(橫濱市立大學醫學部附屬浦舟醫院)

應出現代的社會情況，我們這些婦科的醫師們感到煩惱的難題之一是，「子宮頸癌的年輕化」。

以前談到子宮癌，都認為是中年以後女性的疾病。就算是要動手術切除不良的部分，或者是要照射放射線，因為是已經生過孩子的年紀，因此能夠斷然進行處置。

但是，今後對於妊娠、生產必須小心謹慎處理的年輕一代的子宮癌，不可能輕易的去除子宮與卵巢。

身為醫師的我，也能了解「我想嫁人」、「我想生孩子」的願望，所以子宮癌的根治與懷孕力（生小孩的能力）是否能兩立，的確是一大難題。

上頁的圖7是橫濱市立大學醫學部附屬浦舟醫院，所調查的子宮頸部細胞診之結果。

細胞診Ⅲ級以上的六十一名患者，以年齡層別列表，甚至十歲層到二十歲層的人中十五％也發現了異常現象（關於細胞診的級數分類請參照後面的敘述）。異常的原因是性感染症（ＳＴＤ、人乳頭瘤病毒的感染），但是，年輕一代卻有十五％左右的高感染率，這是昔日從未想到的事。

性感染症備受矚目

日本厚生省基於最近的性開放及愛滋病的登場，從一九八七年開始，進行對性感染症的監視，在全國的據點醫院進行登錄。

現在是以淋菌感染症、滴蟲性陰道炎、性器衣原體感染症、性器疱疹症、尖頭濕疣，這五大疾病為對象。

昔日的性病主要是指梅毒、淋菌感染，而藉著盤尼西林的出現，情形完全改變了。

滴蟲性陰道炎、性器衣原體感染症，以及念珠菌症等，都是大家聽過的婦科疾病。

健康年輕女性的陰道中，由於乳酸桿菌的作用，能分解細胞中的糖原，製造出乳酸，所以呈酸性狀態。

因此，雜菌和細菌不容易棲息，像衣原體或陰道滴蟲，或是念珠菌等黴菌類，在這種環境中具有增加的機會。

這些病原體或是陰道發炎，不論良性、惡性都會造成細胞異常。

人乳頭瘤病毒與子宮頸癌的關係

現在備受矚目的是子宮頸癌與尖頭濕疣的關係。

尖頭濕疣是指在女性外陰部，或者是男性的陰莖、肛門周圍形成花菜狀柔軟的疣，是經由性行為感染人乳頭瘤病毒（ＨＰＶ）所造成的。

人乳頭瘤病毒是一種小型的病毒，會形成乳頭瘤。

人乳頭瘤病毒只能在同種的組織內增殖，稱為宿主特異性，因此，並沒有使用培養細胞的增殖系，所以很難來進行研究。

可是隨著分子生物學的進步，了解病毒的ＤＮＡ，若是混合大腸菌就會增加，藉此可以了解ＨＰＶ感染症的實態。

進入八〇年代以後，陸續分離出人乳頭瘤病毒的ＤＮＡ。

八一年，最初由腳的疣開始分離出來，到目前為止，已經分離出六十種人乳頭瘤毒的ＤＮＡ，並給予編號。

由子宮頸癌的組織分離出人乳頭瘤病毒的ＤＮＡ，乃為八三年之事，而依其型態分為十六型與十八型。

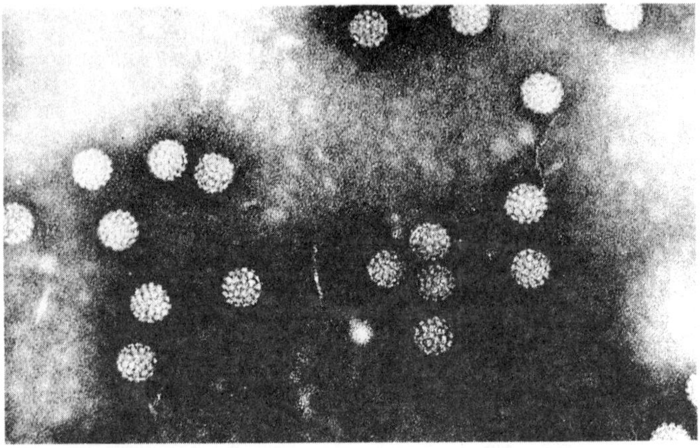

人乳頭瘤病毒（放大圖）

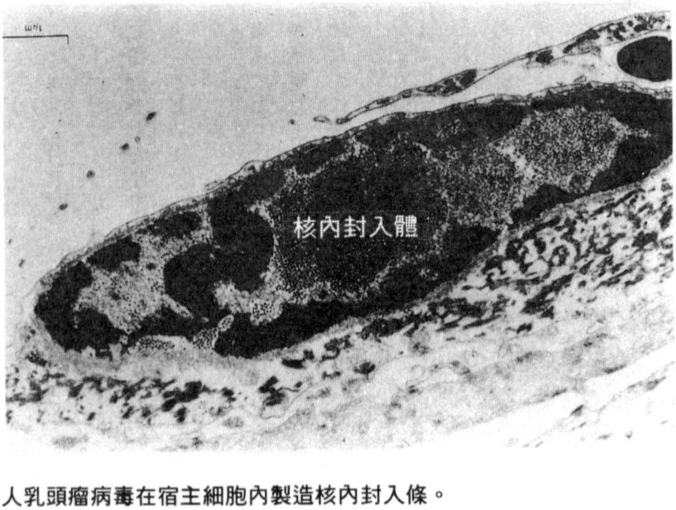

人乳頭瘤病毒在宿主細胞內製造核內封入條。
看到一點一點的小點就是病毒本體。

表2 子宮頸癌中，人乳頭瘤病毒的存在數

樣本數＝11例

診斷	正常	高度異形成（前癌狀態）	子宮頸癌臨床進行期						計
			0	Ia	Ib	IIa	IIb	IIIb	
人乳頭瘤病毒型態16（HPV16）		0例／1例			2例／4例	1例／1例		1例／5例	4例／例
人乳頭瘤病毒型態18（HPV18）		0例／1例			0例／4例	0例／1例		1例／5例	1例／例

（神奈川縣立癌中心）

表2是在神奈川縣立癌症中心調查子宮頸癌中，人乳頭瘤病毒的十六型與十八型存在的資料。

十一個檢查例中，四例為十六型，一例為十八型。

此外，這時高度異形成（前癌狀態）的人乳頭瘤病毒存在為○，後來檢查發現了高度異形成，因此確認了人乳頭瘤病毒與致癌有關。

那麼，人乳頭瘤病毒的十六型與十八型是否真的為致癌基因呢？還是增殖因子呢？關於這一點，進行表格檢查的神奈川縣立癌症中心臨床研究所的安本茂先生斷言，這是致癌基因。

從病毒感染到致癌過程

由病毒或衣原體、陰道滴蟲等原因造成的感染刺激，在子宮頸部的重層扁平上皮與圓柱上皮的交界處引起發炎症狀時，粘膜遭到破壞，而且重層扁平上皮較能接受刺激，所以通常最初會出現單層較弱圓柱上皮領域的破壞。

人類的身體可以藉著自衛的本能加以修復，這時基底部的新細胞不斷的形成（造成基底細胞、預備細胞）。

這麼厚分為幾層的細胞引起分化，原本應該形成圓柱上皮組織，但結果形成類似重層扁平上皮的組織（變形上皮）。

遭到破壞的粘膜，換成稱為變形上皮的異質上皮，稱為「利用變形上皮的修復」。而這個變化是經有秩序的增殖引起的，最好能夠維持穩定的變形上皮狀態，要是脫離控制的細胞開始造反，那就危險了。人乳頭瘤病毒的16型與18型是引起異常癌性變化的原因。

否定與疱疹病毒的關係

疱疹病毒中的疱疹Ⅱ型病毒，在十年前被認為是子宮頸癌的元兇。

同樣屬於疱疹病毒的同類ＥＢ病毒，會製造巴基特淋巴瘤（東南亞較多見，喉嚨的特異癌），與疱疹Ⅱ型病毒非常類似，因此會懷疑是子宮頸癌的原因。

但是，在子宮頸癌當中，無法分離出疱疹Ⅱ型病毒，隨著研究的進步，因此很多人對此持否定的意見。

其他的危險因子

子宮頸癌的發生與性行為有密切的關係，所以男性的恥垢或者是分泌物等局部的不衛生，當然與子宮頸癌的發生有關。

猶太人在幼兒時期有將男性陰莖的包皮切

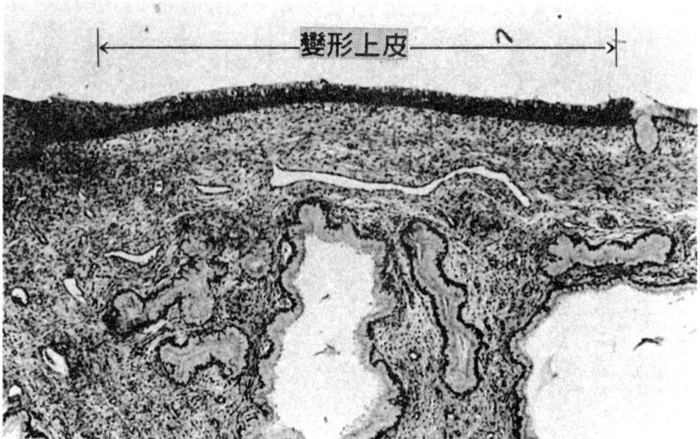

重層扁平上皮、圓柱上皮交界處產生變形

除的習慣，而據說這些民族很少有子宮頸癌。此外，如果性交的對象使用保險套的話，據說子宮頸癌也比較少。此外，理由不明，不過營養因子方面例如缺乏維他命A，或者其他因子方面，例如吸煙等，也都被視為子宮頸癌的危險因子。

子宮頸癌是容易發現的癌

年輕人的子宮頸癌大多出現在子宮口的外側

先前敘述過，子宮頸癌容易發生在子宮口的重層扁平上皮組織與圓柱上皮組織粘膜的交界處，迎向性成熟期的女性荷爾蒙的激素（卵泡荷爾蒙）的功能旺盛時，子宮陰道部肥大，同時子宮頸管的圓柱上皮領域會朝向外側，形成外翻狀態。

這時上皮的交界部在子宮口的外側，因此，由外側容易觀察到。如果真的形成癌，很容易發現，可以追蹤經過。

反之，高齡者的子宮頸癌，由於上皮交界部隱藏在子宮頸管的內側，所以很難觀察到，也很難發現癌。但是去婦產科，從子宮頸管進行細胞診一定能發現。

子宮頸癌即使在前癌狀態（異形成）時也能發現

子宮陰道部形成癌之前的前癌狀態，由於上皮細胞的增殖，利用窺陰鏡進行醋酸處理時，會發現泛白，因此也容易發現異常。

這種泛白狀態稱為「異形成」。異形成是指變形上皮伴隨核分裂等異常細胞出現的狀態，而程度分為輕度、中度、高度，程度進行時，上皮隆起，連血管的構造都會形成變化，變化為上皮內癌。

上皮下方有基底膜，如果能保有這個膜，則會形成尚未擴散到其他部位的上皮內癌。

子宮頸癌的診斷

檢診的條件

子宮頸癌檢診的目的，是希望能發現前癌狀態到Ia期為止的早期子宮頸癌。

但在這個時期，還沒有出血的自覺症狀。

先前敘述過子宮頸部，如果能夠去除患者的羞恥心，則是很容易檢診的部位。這兒是器具容易直接進入的部位，因此覺得異常的話，也可以採取細胞、組織，或是採取分泌液進行培養，一旦擴大時可以直視。所以子宮頸癌檢診成功，子宮頸癌的死亡率就會減少。

一般的檢診必須符合以下的條件：

(1)不會讓患者感覺痛苦

如果會疼痛或出血，患者可能就會想「我再也不想做這樣的檢診了」，則這樣的檢診是落伍的。

(2)費用便宜

即使我國是經濟大國，還是要採用符合成本的檢查法。

(3)簡單

檢診如果要耗費工夫和時間，效率不彰，必須要考慮這種檢診和為了確定診斷的精密檢查是完全不同的。

細胞診與窺陰鏡診

現在檢診所使用的是，細胞診與窺陰鏡診。

●細胞診是什麼

細胞診是我的恩師增淵一正先生非常尊敬的美國帕帕尼克魯羅博士，所完成的臨床細胞學，應用在集體檢診上的方法。

帕帕尼克魯羅博士因為這項功績，而在一九六二年由總統頒授勳章，將他視為「一百年內解救最多女性的人」，並且發行紀念郵票紀念他。

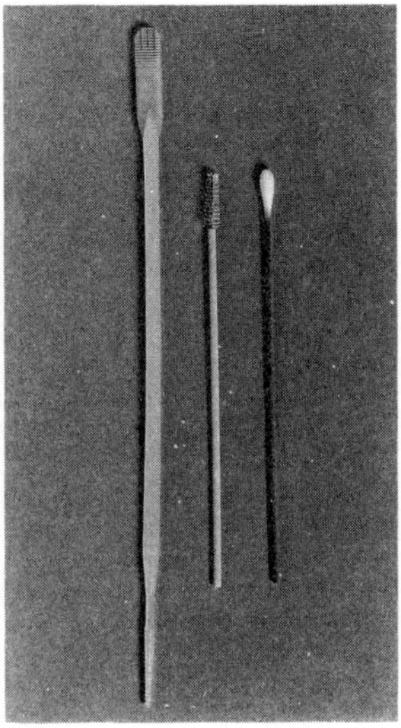

子宮頸癌細胞診的採取器具　右　棉花棒　中　刮刷　左　刮耙

細胞診使用棉花棒、壓舌板這種類似挖耳勺兒的木片狀細胞採取用具等。最近在素材和形狀上下工夫，想出了刮刷、刮耙等各種用具。

用這些用具摩擦子宮陰道部或子宮頸管內。

取出的細胞放在玻璃板上，用染色液染色，用顯微鏡觀察癌細胞是否異常。

使用板子雖然能夠取得許多細胞，但是檢查後可能出血，到底哪一種方式較好？不能一概而論。

我是日本細胞診斷學的草創者增淵一正先生的弟子，因此繼承他的系統，主要是使用棉花棒。

不論使用任何用具，細胞診都很簡單，不會對患者造成痛苦，而且診斷的命中率達九五％以上，因此是早期發現子宮頸癌的不可或缺的檢查。

在此探討自行採取法進行的檢診。以前，某個報社的神奈川版有以下的投書。

「確認子宮癌檢診的內容，發現是必須爬上內診台，由醫師採取檢體，但是我所接受的檢診，是事先在自宅採取檢體，當天帶去給醫師檢查，倘若確認異常，再做追蹤調查，如果是團體檢診，無法採取這種方便的做法，我想應該無法提高受診率吧！」

神奈川縣有很多大型公司，企業以職員的家族為對象進行檢診事業。就是以各公司的委託醫師為主來進行檢查，與國家基於老人保健法所實施的檢查不同。

沒有婦科醫師的企業，則大都採用自行採取法。

的確，很多人對爬上內診台的檢診產生抵抗感，但是為了保護自己的健康，必須要忍受這種心理負擔。

我再三強調，進行子宮癌檢診時，我們醫師希望的不是發現進行癌，而是希望能夠藉由細胞診而找出前癌狀態，到早期的初期癌異常微妙細胞型態。而且我們必須了解一點，就是必須由醫師親自採取檢體，才能確保精密度。

●何謂窺陰鏡診

這種檢查是利用窺陰鏡裝置，將子宮陰道部或陰道壁等可疑的部分放大進行診察。

最近機械的性能提升了，可以放大到十～四十倍左右。

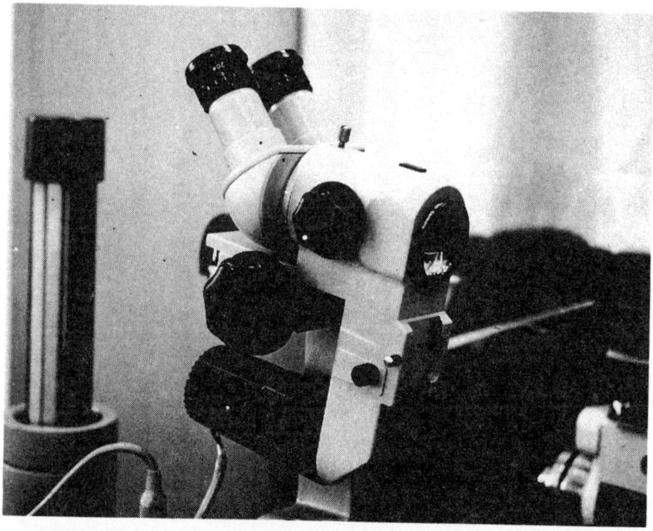

窺陰鏡

肉眼幾乎觀察不到的子宮頸部的一點點病變、糜爛、隆起、小的潰瘍、初期癌等，利用窺陰鏡診就能夠非常容易掌握它的情況。

例如，細胞診發現異常時，利用這種檢查，就能確認到底為何處發生病變。此外，進行組織診時，也有助於判斷到底要採取哪個部分的組織。

併用細胞診以及窺陰鏡診，能夠使檢診的精密度更確實，也能使接下來敘述的組織診斷更確實。

這種窺陰鏡診是由德國的西賽爾曼博士於一九二五年開發出來的，隨著細胞診的普及再度受到重視，近年來任何一個設施都會使用。

確定診斷必須利用組織診和圓錐切除診來進行

如果經由細胞診發現異常，則要利用診察切除用的器具，從幾處採取一些組織，以顯微鏡來檢查，稱為組織診（圖8），藉此可以診斷是否為癌，是否滲透，要採用何種治療法較適當。

進行癌診斷之後，在決定手術的範圍時，倘若細胞診與組織診的結果不同，為了做精密的檢查，因此進行圓錐切除診。

圖 8 組織診

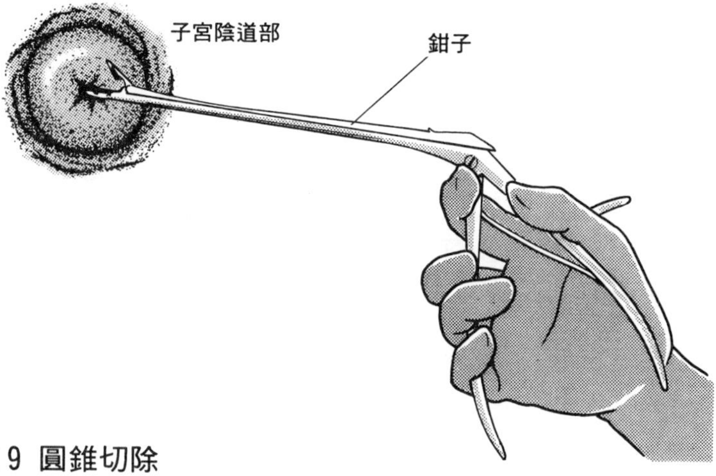

圖 9 圓錐切除

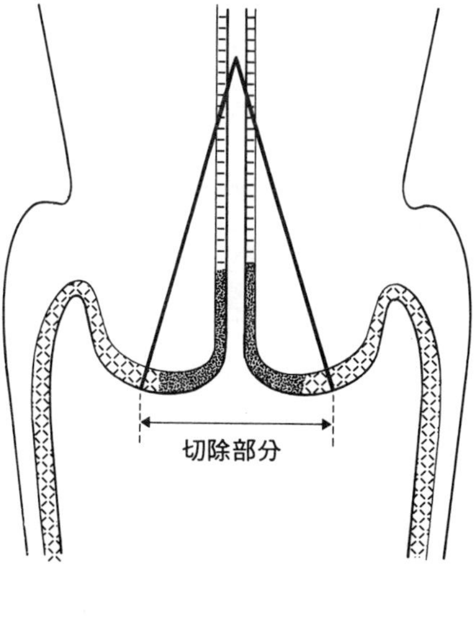

可疑的部分利用手術刀進行圓錐狀切除（圖9），用顯微鏡進行精密檢查，這時必須住院。

子宮頸癌細胞診的級數分類

日本是採用日母方式

子宮頸癌的診斷主要是進行細胞診，接受檢查以後，送來的通知紀錄為Ⅰ到Ⅴ為止的級數分類。

這個級數分類現在有三種表現法。

首先最古老的就是帕帕尼克魯羅分類，也就是由細胞診的生父帕帕尼克魯羅所提倡的，也是最單純的分類法。

⊙Ⅰ級，只有正常細胞，也就是維持神所創造的原樣，並無任何修飾的狀態。

⊙Ⅱ級，表現為細菌、陰道滴蟲或念珠菌等引起發炎，可能會出現組織反應性的變化，但完全沒有惡性的憂慮。

⊙Ⅲ級，發現陽性，雖然發現異常細胞，但是無法判斷是因為發炎，而造成反應性增殖，還是因為前癌狀態或癌化，細胞本身獲得增殖能力。

⊙Ⅳ級，發現疑似癌的細胞。

⊙Ⅴ級，發現已經斷定是癌的異型性極強的細胞。

這種分類法不只是子宮癌，對於胃癌，或其他所有癌的判定都可以使用，是世界通用非常方便的分類法，但是因為具有總論性，對於子宮癌或是肺癌等，在檢診時細胞診具有重大意義的臟器而言，未免太含糊籠統了。因此，想出了考慮各種癌性質及組織背景的各種分類法。

子宮頸癌檢診，像日本是採用日母方式（日本母性保護醫協會所制定的分類法）（表3）。與帕帕尼克魯羅分類不同點，就是每一個級數分類配合以下的病變來探討。

⊙Ⅰ級，只有正常上皮細胞。

⊙Ⅱ級，良性的異型細胞，換言之即伴隨細菌、陰道滴蟲、念珠菌等的感染，出現反應性的異型細胞。

⊙Ⅲ級，分為Ⅲa與Ⅲb，Ⅲa發現可推測為輕度異形成的細胞，Ⅲb則是發現可以推

表 3　日母方式的細胞診級數分類與組織型的對應

判定	病變／級數分類	正常上皮	良性異型	輕度異形成	高度異形成	上皮內癌	滲透癌
陰性	I 級	■					
	II 級		■	▒			
疑陽性	IIIa 級		▒	■	▒		
	IIIb 級			▒	■	▒	
陽性	IV 級				▒	■	▒
	V 級						■

(日本母性保護醫學會)

測為高度異形成的細胞。

⊙IV級，發現可推測為上皮內癌的細胞。

⊙V級，發現可推測為滲透癌的細胞。

同樣是子宮癌檢診，基於老人保健法的規定，在各縣市所實施的日母方式，但如果是職業場所的檢診，有時會採用帕帕尼克魯羅分類，因此不具有統一性。

第三種分類法是最近美國所採用的貝賽斯達系統分類法。日本一部分的大學醫院也採用。這個分類法是長期使用帕帕尼克魯羅分類的美國，因為細胞診的判定引起訴訟事件，造成社會問題化，因此，NIC（美國國立癌研究所）制定新的報告方式，以NIC所在的城市貝賽斯達來命名。

納入了是否成為訴訟原因的標本項目是值得評價的一點，但另一方面，對於異形成、上皮內癌的想法以及人乳頭瘤病毒感染，全部認為與癌性變化有關，這一點無法得到日本全體研究者的贊同，因為不符合國情，所以目前仍在考慮是否接受這種分類法，現在日本已經固定採用日母方式，而在大學等處研究時，則可以併用貝賽斯達系統，具有與日母方式併用的整合性。

子宮頸癌的進行

子宮頸癌的臨床進行期分類

在第一章總論就已談及，子宮頸癌不斷進行時會滲透到鄰近組織，或者轉移到較遠的地方，因此，臨床上進行如表4的分類，這是子宮頸癌的國際臨床進行期分類。為了進行癌的治療統計，如果不讓全世界所有醫師都能夠在一種規定下收集資料的話，則毫無意義。基於這些累積的資料，在治療的方法上下工夫較好。

接著對此表稍作說明。

O期＝癌細胞停止在粘膜表皮的上皮內時期，為上皮內癌。未破壞上皮底的基底膜，還完整殘留的狀態。

Ⅰa期＝癌細胞越過基底膜，但是三㎜以內的初期微小滲透癌。

Ⅰb期＝越過初期癌的階段，開始滲透三㎜以上，但癌細胞仍侷限在子宮頸部。

Ⅱa期＝越過子宮頸部朝向陰道壁進行滲透的狀態。

Ⅱb期＝滲透到子宮傍組織（在骨盆底支撐子宮的組織）。

Ⅲa期＝滲透已經到達陰道壁下方三分之一為止。

Ⅲb期＝癌已經滲透到骨盆壁。

Ⅳa期＝癌細胞已經超越子宮滲透到膀胱或直腸粘膜。

Ⅳb期＝癌細胞超越骨盆開始轉移，從主動脈進行遠隔轉移到頸部淋巴節（鎖骨下淋巴節）、肺、骨、肝臟等處。

初期子宮頸癌沒有自覺症狀

O期或Ⅰa期的初期子宮頸癌幾乎沒有自覺症狀，只是偶爾在性行為時，出現接

表 4　子宮頸癌的國際臨床進行期分類（FIGO）

日本婦產科學會從 1953 年開始使用 FIGO 分類，進行子宮頸癌的期別分類。

0 期	上皮內癌
I 期	**癌侷限於子宮頸部（不考慮體部滲透的有無）** 1) Ia 期：確認組織學上的微小滲透癌（初期間質內滲透）。 但是這時的組織採取法採用診查切除、頸管內搔刮、圓椎切除、頸部切斷、子宮摘除等任何一種方法都可以。 2) Ib 期： Ia 期以外的 I 期癌。
II 期	**癌越過子宮頸部，還沒有到達骨盆壁或陰道壁下 1/3 處** 1) IIa 期：確認出現陰道壁滲透的症狀，但是尚未出現子宮旁組織滲透的症狀。 2) IIb 期：確認出現子宮旁組織滲透。
III 期	**癌的滲透到達骨盆壁，或陰道壁滲透超過 1/3** 1) IIIa 期：陰道壁滲透超過 1/3，但是子宮旁組織滲透還沒有到達骨盆壁。 2) IIIb 期：子宮旁組織滲透到達骨盆壁。
IV 期	**癌越過小骨盆腔，範圍不斷擴大，甚至滲透到膀胱、直腸的粘膜。**

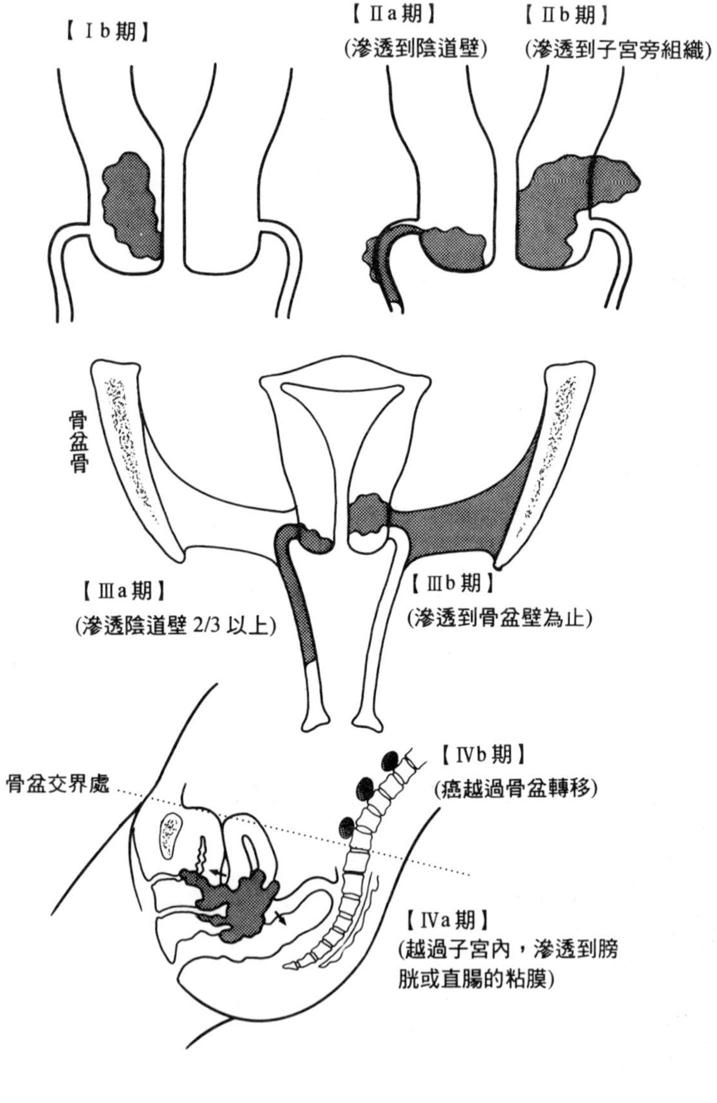
【Ⅰb期】
【Ⅱa期】
(滲透到陰道壁)
【Ⅱb期】
(滲透到子宮旁組織)
骨盆骨
【Ⅲa期】
(滲透陰道壁 2/3 以上)
【Ⅲb期】
(滲透到骨盆壁為止)
骨盆交界處
【Ⅳb期】
(癌越過骨盆轉移)
【Ⅳa期】
(越過子宮內，滲透到膀
胱或直腸的粘膜)

圖10　子宮頸癌的國際臨床進行期分類

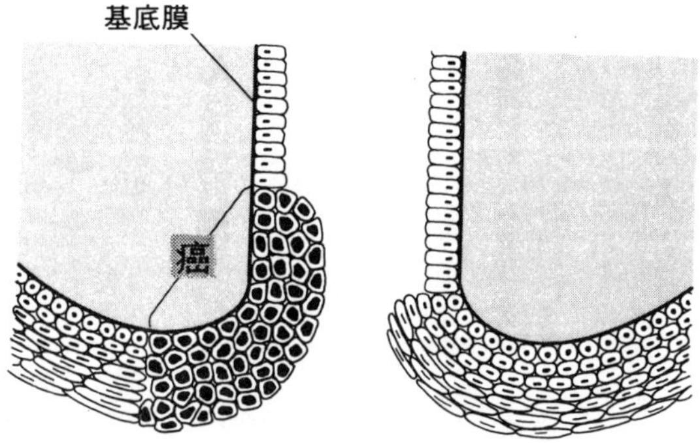

【0期】(基底膜清晰可見)

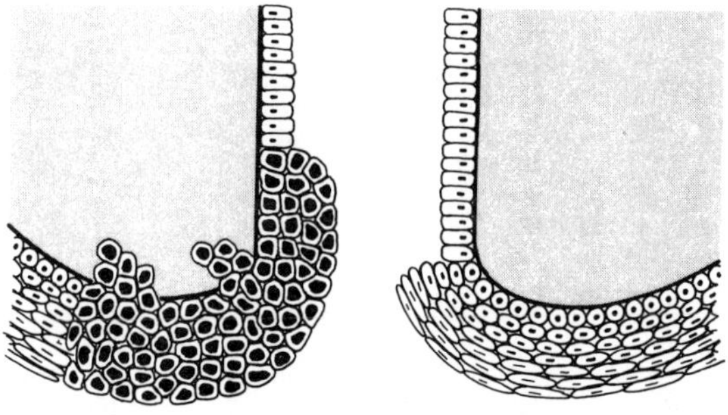

【Ⅰa期】(越過基底膜滲透)

觸出血的症狀。

Ib期或Ⅱ期時，有顏色的分泌物會增加，會有不正常出血，開始感覺自覺症狀。病變部出現潰瘍，潰瘍的表面出現毛細血管或小動脈，出血增多。

不正常出血不一定就是子宮頸癌，但卻是確認是否為癌的好機會，因此，要立刻到婦科去接受診察。

特別容易混淆的是停經前後的不正常出血。月經不順有可能誤以為「更年期到了，沒有辦法」，這種想法非常危險。

Ⅲ期時，由於沿著骨盆壁壓迫到神經，因此腰、下腹部、下肢會感覺疼痛，也有癌轉移到骨盆淋巴節的情形出現。

如果滲透到輸尿管周圍時，會壓迫輸尿管，不容易排尿，再繼續進行時會併發尿毒症。

到了Ⅳ期時，滲透波及到了膀胱和直腸，會出現血尿和血便。滲透使得膀胱穿孔時，輸尿管與陰道相連，尿流到陰道形成尿瘻。此外，直腸壁破裂時，糞便流到陰道形成糞瘻狀態。

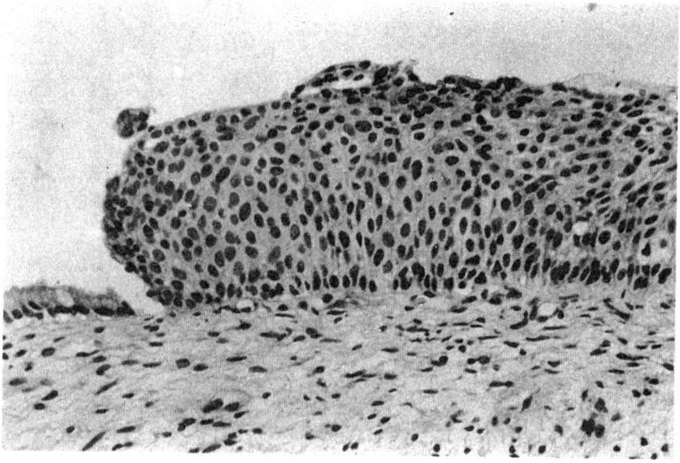

子宮頸癌 0 期（上皮內癌）

上皮細胞在上皮的基底膜上。罹患上皮內癌時，
基底膜沒有遭到破壞，還能保持原狀。

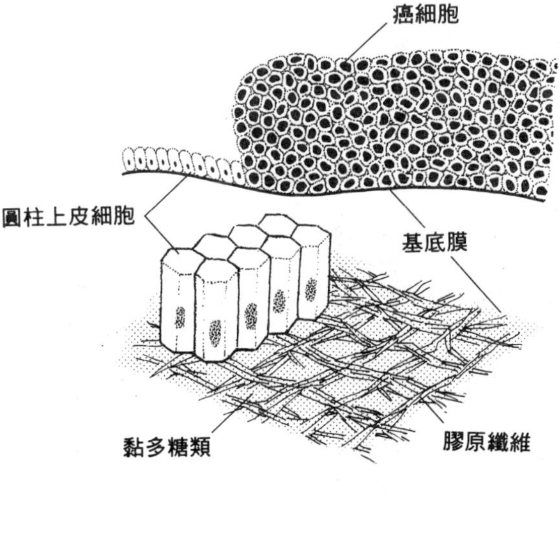

何謂五年生存率

就是表示癌治癒效果的指標。開始治療的五年內，並沒有因為癌的再發而死亡，仍然生存患者的比例。

癌復發大多發生在治療後的一～二年內，偶爾也會有五年以後復發，轉移的例子出現，但是一般而言，五年內不復發就能夠安心了，如果過了七年，就不會復發了。然而，倘若有新的癌出現，則另當別論。

看四十四頁的表，就知道八〇～八四年國內子宮頸癌的五年生存率，包括進行癌在內為六七％，早期癌則為八五・一％。

在我進行治療的神奈川縣立癌症中心，在八三～八六年的資料顯示，包括進行癌在內，子宮頸癌的五年生存率為七七・五％，如果是初期，0期為一〇〇％，Ia期也有一〇〇％的成績。

我一再重申，早期發現、早期治療的重要性，希望各位一定要銘記在心。

癌不斷進行，則廓清範圍廣泛，必須動大手術，手術後會留下一些障礙，所以一定要生存五年，很有精神地活下去。

子宮頸癌的治療

子宮頸癌的治療法，一般是使用外科療法（手術），與放射線療法（放射線的照射）。若是0期癌，也可採用鐳射療法。

此外，對放射線無效的癌則採用化學療法（投與抗癌劑），另外再加上輔助的免疫療法。

除此之外，備受矚目的新治療法就是溫熱療法。

必須依癌進行到何種程度來改變治療法，同時也要考慮患者的年齡、全身狀態，將來懷孕的問題等，找出最適合的方法。

隨著對癌的診斷學、治療學的進步，的確提升了生存率、延命率。癌是不治之症的認識也逐漸改變了。

在十年前，已經生完孩子年齡層的女性，因為生殖器和維持生命並無直接的關係，同時因為這是致命的疾病，不得已必須要進行擴大切除術。

但是，已經認識到癌是可以治好的疾病後，同時提高了對於治療後生活品質的關心度，因此盡可能保存機能，並將方向改變為盡量能完全治好癌。

能夠懷孕、生產的鐳射療法

先前敘述過，最近憂慮的傾向就是青少年性行為，以及性伴侶多數化的潮流，使得年輕層子宮頸癌增加了。

當然這個年齡正值生產適齡期，患者大都希望接受能夠懷孕的治療。

在這種情況下，如果癌還是0期到Ia期的話，則可以考慮子宮保存療法。

其中一環就是導入鐳射療法。神奈川縣立癌症中心從八五年開始導入，到目前為止已經進行超過二百例的治療。

當初是利用CO_2鐳射進行蒸散法。這個

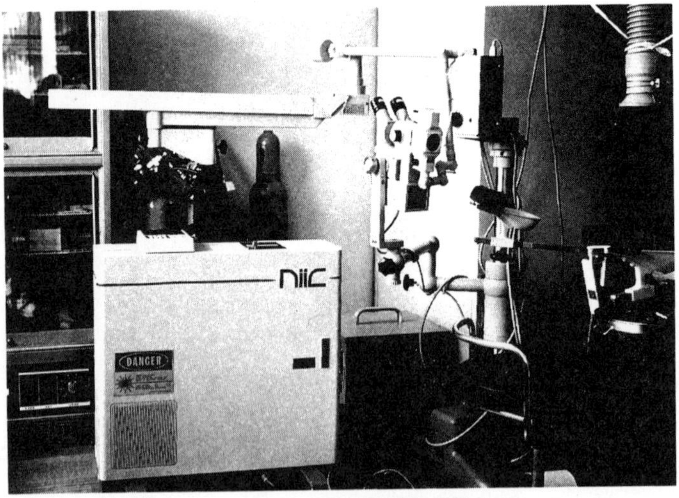

CO_2鐳射治療裝置

方法就用「利用窺陰鏡觀察・藉由鐳射的熱，將癌細胞化成氣蒸氣飛散掉」，因此稱為蒸散法。但是，這個方法無法進行病理組織學的檢查，因此不知道癌是否完全治好，而感到不安。

鐳射療法能夠保存將來懷孕、生產的可能性，而調查 CO_2 鐳射五年後的治療成績，卻發現五％還有癌的殘留。

因此，手術後絕對要經過長時間的觀察（追蹤調查）。

此外，接著 CO_2 鐳射蒸散法登場的是高輸出鐳射光線Ｎｄ—ＹＡＧ鐳射，使用相當高溫的熱能量，燒掉腫瘤部分的方法，將切下來的部分進行檢查，就可以確認是否充分切除。

利用熱凝固傷口，倘若復原情形良好，第二天即可回家，二個月內傷口就會完全復原。

追求根治性的子宮全摘除術

０期到Ia期的癌，如果是已經生過孩子的中高年齡層女性，第一目標為根治性，因此，會剖腹進行單純性子宮全摘除術，可以一〇〇％根治子宮頸癌。

圖 11　子宮全摘除術

單純性子宮全摘除術
（切除到基靭帶的前方）

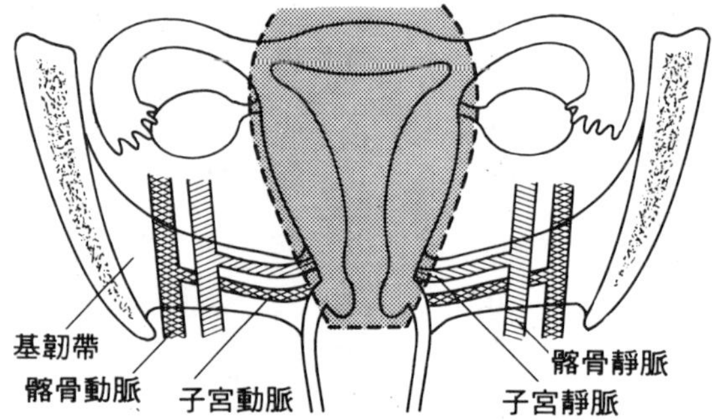

廣泛性子宮全摘除術
（連基靭帶一併摘除）

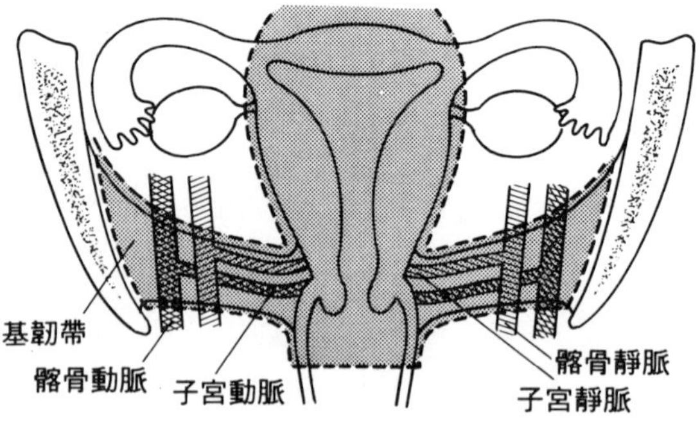

停經前的患者，倘若無特別的理由，還能保存卵巢，手術後體調不變。

從0期到Ia期，淋巴節的轉移為○%，因此不需要進行淋巴節廓清手術。Ib期以上、Ⅱ期，偶爾出現的Ⅲ期部分例子，必須進行廣泛性子宮全摘除術。這個時期癌細胞不斷滲透，可能會轉移到淋巴節，因此，必須進行骨盆淋巴節的廓清。

為了追求癌的根治性，不得已必須利用這個手術去除淋巴節，因此會導致淋巴液流通的停滯，所以手術後容易引起下肢浮腫，排尿感覺遲鈍。因此要在手術技巧下許多工夫，減少這類障礙的出現。對患者而言，在日常生活中也必須考慮如何渡過這些困難。

Ⅲ～Ⅳ期主要是採用放射線療法

放射線療法對重層扁平上皮癌非常有效，看五年生存率及後遺症的調查，與手術療法相比並無顯著的差距。癌的滲透頗深或範圍很廣泛的人，或是高齡者、肥胖者、具有心臟病等併發症的人，或者是想要保存子宮的人適用這種方法。

最近由於機器非常精巧，而且加入電腦處理，放射線的線量分布等，立刻可以

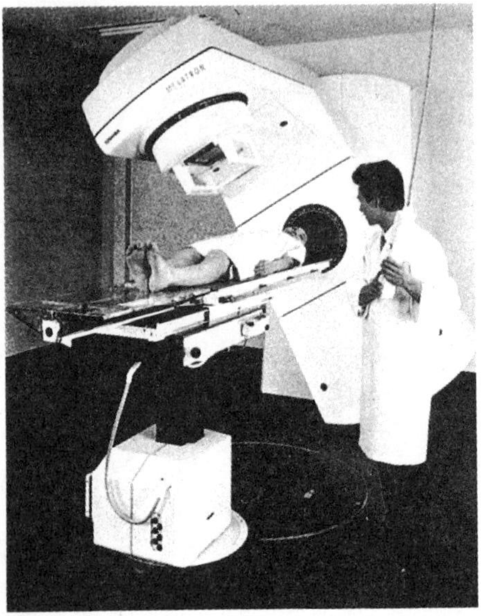

醫療用直線加速器治療裝置

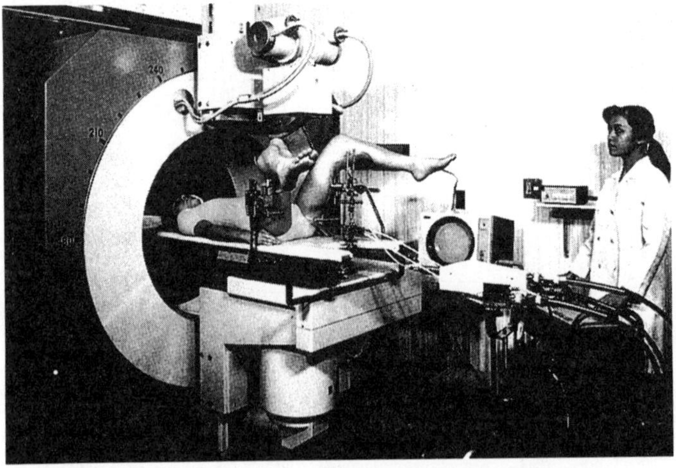

遠隔操作式高線量率腔內照射法治療裝置

加以計算。線源本來是用鐳，而現在則使用加速X線或者是鈷。

放射線療法，一般所採用的方法是將放射性物質從陰道放入子宮內，直接照射癌病變部的腔內照射，以及從體外將放射線照射淋巴節或骨盆內癌病變部的外部照射一起併用。

腔內照射相當於子宮全摘除術，外部照射相當於淋巴節廓清手術。

腔內照射是使用鈷60（^{60}Co），利用遠隔操作進行的遠隔操作式高線量率腔內照射法（RALS），將塗藥器插入患部以後，在另一個房間，利用遠隔操作送入^{60}Co。與以往的鐳線源相比，因為是高線量，所以縮短了治療時間，也減輕了患者的負擔。外部照射則使用醫療用直線加速器裝置，線源是加速X光。

兩者搭配進行治療，醫療用直線加速器裝置二十五次，RALS四～十次。放射線療法在照射法上下工夫，與昔日相比，使得直腸或膀胱等鄰近臟器受到的損害減少許多。

新治療法的溫熱療法

注意到癌細胞不耐熱的性質，利用熱殺死癌細胞的新治療法。

人類細胞如果長時間暴露在四二・五度以上的溫度中會死亡，而正常細胞與癌細胞都是如此。將兩種細胞加以比較時，癌細胞則溫度可以提高一・五～二度。換言之，癌細胞如果遇到四三度左右的溫度時會死亡，而正常細胞倘若能保持在四一～四一・五度左右就不會受損。

基於這個原理，先進行局部溫熱療法。

根據目前的報告，比起單純治療而言，與放射線療法併用的有效例較多。尤其光使用放射線療法難以控制的十公分以上的癌，或者是以前使用放射線療法的部位復發的癌，併用溫熱療法，能夠展現出乎意料之外的效果。

方法是在放射線治療以後，使用機器局部好像抵住熱墊一樣，加熱到四二・五度以上，一週進行一～二次，總計進行十次治療。

併用溫熱的放射線療法對子宮癌的治療成績，無論是淺處的腫瘤，或是深處腫瘤都能夠提升治療成績。對於女性的癌，如乳癌、卵巢癌等也有效。

此外，併用化學療法時，溫熱能夠增強抗癌劑的作用。將來如果開發對溫熱感受性較高的抗癌劑，則更能提升效果。

子宮陰道部糜爛

子宮陰道部發紅、糜爛的狀態，俗稱糜爛。糜爛又分為真性糜爛和假性糜爛二種。

外觀看起來的糜爛狀，但如果上皮沒有被剝奪（缺損），則稱為假性糜爛。

迎向性成熟期，由於雌激素作用旺盛，使得子宮陰道部肥大，同時子宮頸

假性糜爛因年齡而產生的變化

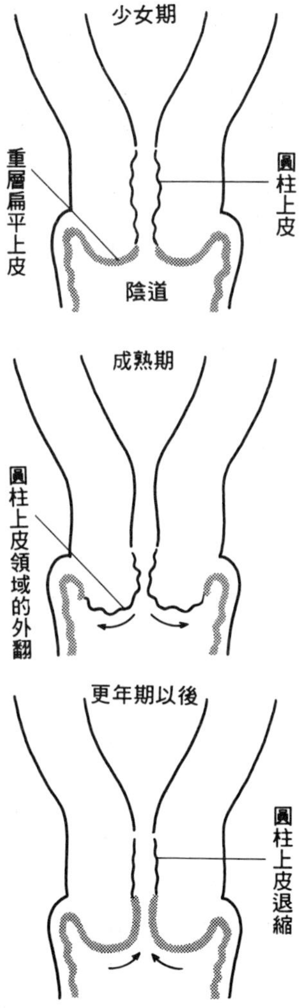

管的圓柱上皮呈外翻狀態。覆蓋子宮頸管的圓柱上皮只有一層，因此如果這一部分朝外側翻，則其下方的血管清晰可見。

性成熟期的糜爛九成為假性糜爛，但是停經後雌激素減少，這種現象自然會消失。

剩下的一成，則是因為發炎，而真的上皮被剝奪，形成了真性糜爛。進行性行為時反覆出現接觸出血，或發炎現象，就需要接受治療了。

住院多久？

我所屬的神奈川縣立癌症中心，0期或Ia期的子宮頸癌進行單純性子宮全摘除術，要住院三週。

換言之，即手術前要利用診斷圓錐切除法再度確認，再進行手術，需要花一週的時間。從手術後到拆線，又需要一週，拆線後到身體復原，也要一週，所以總計為三週。

拆線後若是身體復原情形良好，大約四～五天就可以出院。

鐳射療法因為出血量而產生差距，如果沒有出血，第二天即可出院。

廣泛性子宮全摘除術或放射線療法時，必須住院四十～五十日。

大多以門診的方式進行檢查

在我所屬的醫院，治療前的一段檢查全都是以門診的方式進行。因為只有四十八床床位，充分運用，避免浪費，因此盡可能在門診時進行檢查。

不能立刻住院

大家經常會誤解，診斷後第二天就能立刻住院，可以動手術了。

大家可能電視看多了，認為到醫院去以後，就能立刻住院，有醫師立即為你動手術。但是，除了急救之外，不可能用這種方法處理。

至少在目前此時，只能預定三週後的手術，如果你的病情不是非常嚴重、惡化，再怎樣急切，也不可能超過這段時間。

換言之，就是下週動手術的人住院時，才通知在其後面要接受手術的人「幾號可以住院」。

當然，以患者的立場也許認為「自己被診斷為癌症，為什麼要拖三週的時間，這樣放任不管也不要緊嗎？」「好不容易早期發現，為什麼要拖那麼久？」會感到非常擔心。但是我們醫師因為已經牢牢掌握各患者的病情，才做出這樣的預定，因此請患者要信賴醫師。

例如0期的癌，即使半年之內放任不管，也不會產生變化。

仔細說明之後，甚至有的患者會說：「那麼，醫生啊！我想等到孩子放暑假之後，再來動手術。」甚至，自己提出日程的安排。因為認為放暑假時，孩子可以寄放在祖母家，因此能夠感到安心。

反之，倘若出血很嚴重，必須立刻動手術的人，即使已經安排好的預定日程，也必須要變更，讓患者立刻住院。

必須配合癌的狀態，來考慮住院的時間，若是不需要擔心的狀態，就無需焦躁，要保持輕鬆的心情，準備住院。

此外，也必須考慮診斷的圓錐切除法或鐳射療法，在月經時不能進行的問題，以安排日程。

子宮頸癌檢診Q&A

Q 聽說糜爛出現時容易罹患子宮頸癌，是真的嗎？

A 糜爛與癌無關。

請看前面的敘述，糜爛分為真性糜爛和假性糜爛。

假性糜爛是年輕健康的女性任何人都可能出現的情形，如果沒有感染特別的病毒，即不需擔心癌化的問題了。

此外，真性糜爛是需要治療的疾病，但是本身不會成為癌。然而真性糜爛的原因如果是粗暴的性行為，或是感染等，這種情形反覆出現的話，患部引起變化，就可能會癌化了。

Q 子宮息肉會變成癌嗎？

A 必須確認是否是不需要擔心的息肉。

一般而言，發炎性的息肉與鼻息肉相同。子宮頸部與鼻粘膜在組織學上非常類似。像這類發炎性息肉與癌無關。

但是，癌有可能以息肉的形態發育，因此應該好好的調查。

Q 為什麼性經驗越年輕，則子宮頸癌較容易發症呢？

A 可能是因為性器不成熟容易受傷吧。

頭一次的性經驗越早，越容易罹患子宮頸癌，這是醫學證明的事實。但是真正的原因不明，可能是因為性器還未成熟的階段進行性行為，陰道和子宮受傷的比率較高，容易引起致癌基因（DNA）的侵入吧！

Q 什麼是疑似子宮頸部的腺癌？

A 特徵為放射線感受性不良。

頸部腺癌是子宮頸部內的腺組織發生的癌，與重層扁平上皮癌的性質完全不同。

子宮頸癌當中發生率只佔一成，是較少見的癌，但是重層扁平上皮系列的癌大多在前癌狀態就會被發現。而這種腺癌在初期很難被發現，目前日本婦產科學會將發現這種腺癌的研究當成是重大課題。

腺癌與重層扁平上皮癌不同，是放射線感受性不良的癌。所以不能夠採取「手術無法去除的部分用放射線療法」的雙重攻擊法。因此，利用手術去除癌細胞之後，就必須利用化學療法來治療。

Q 懷孕中做子宮檢診知道罹患0期的子宮頸癌，能夠繼續懷孕嗎？此外，對生下的孩子會造成不良的影響嗎？

A 一定能生下健康的寶寶，請安心吧。

0期的子宮頸癌還是可以繼續懷孕，首先必須好好的到醫院去接受確認為0期的診斷。

像神奈川縣立癌症中心，若是0期，則在四個月以後的安定期才進行鐳射療法切除癌，但是，後來生下健康寶寶的患者也很多。

或者在懷孕中不治療，利用剖腹產方式生產之後再摘除子宮。若是0期癌，在生產結束之前還可以觀察情況，不必擔心癌的進行。

手術對胎兒完全不會造成影響，請安心。

懷孕與子宮癌的關係最可怕的就是程度不斷進行的癌，會阻礙普通的經陰道分娩。這是因為生產對陰道、子宮產生劇烈的刺激，會使癌急速擴散，如此一來，對於這個家庭造成很大的不幸，因此拿到母子健康手冊之後，就要進行子宮癌的檢查。

Q 懷孕以後，癌的進行會加快嗎？

A 初期的子宮頸癌不需要擔心。

若是初期癌就無需擔心，若是進行癌就有點擔心了。因為懷孕中的子宮和陰道為了生產作準備，是屬於鬆軟的狀態，而一點點的傷痕，都可能會使癌細胞進入血管和淋巴管中。就這一點而言，懷孕也可能會加快癌細胞的進行。

Q 因子宮頸癌接受放射線治療時，聽說為了保護卵巢必須搬開。

A 將卵巢移到乳房下或側腹。

放射線倘若照到卵巢，會破壞卵巢的機能。年輕的女性還想保存卵巢機能，因此必須移動卵巢，免於放射線的照射。

通常只保護一個卵巢，將卵巢動脈、靜脈整個移動到乳房或側腹附近的皮下。先前敘述過，供養卵巢的血管和子宮完全無關，因此就算脫離子宮，也不會影響卵巢的功能。

移動到乳房下，是因為乳房會因為卵巢荷爾蒙的週期而膨脹或萎縮，因此卵巢就算擺在那裡也不明顯。

Q 我有一位朋友利用民間療法控制症狀，而我也已經可能不想動手術

了⋯⋯

A **如果已經覺悟到為時已晚，就沒有辦法控制了。**

我當然不能對進行這些治療法的醫師們說一些失禮的話，但是這個做法會造成困擾。

如果自己覺得滿意，當然是無可厚非，可是在我這有如此的例子，跟他說：「動手術就能治好。」他卻說：「有醫師不需動手術就能將我治好，我想到那兒去。」我又不能拿根繩子套在他的脖子上不讓他走，但是，這個患者過了一年以後還是回來了。當時癌細胞已經轉移到肺，屬於末期狀態，令醫師都感到很懊惱。「倘若當時動手術就好了」。

Q **為了防止復發使用抗癌劑，卻因副作用而感到煩惱，可以不可以用呢？**

A **有理由才使用這種藥物，因此要和醫師好好商量，併用抑制副作用的藥物較好⋯⋯**

但是藥物和放射線都有副作用，就好像雙刃劍，好好使用則成為藥，使用方法錯誤則成為毒，必須由醫師來進行調整。

反之，沒有副作用的藥物，就好像吃麵粉似的完全無效，希望各位一定要了解到越有效的藥物副作用越強。

患者時常會詢問：「這個藥物有沒有副作用呀？」而我說：「雖有副作用，但會酌量使用。」要仔細說明。

化學療法的副作用就是會掉頭髮、噁心、白血球和血小板減少等。最近已經開發出能抑制這些副作用的好藥，與昔日相比，較容易進行治療。醫師使用藥物，當然有其理由存在，要仔細聆聽說明，如果併用抑制副作用的藥物，努力改善應該就可以了。

關於藥物的副作用，目前眾說紛紜，僅靠這些簡短的回答，無法做出詳細的說明。

第三章

子宮體癌

探尋子宮體癌的危險因子

由於飲食生活歐美化使子宮體癌增加

首先來探討子宮的構造。子宮，從子宮口到子宮內腔，以子宮狹部為界，從頸部移行為體部。子宮體部是指子宮深處三分之二的寬大部分，為孕育胎兒的場所。

子宮體癌就是在子宮體部內側粘膜的子宮內膜所形成的癌，別名為「子宮內膜癌」。

與在子宮頸部所形成的子宮頸癌不同。國內子宮體癌的發生率非常低，到一九五〇年為止，只佔子宮癌的五%，但是近年來逐年增加，現在已經佔子宮癌的二十%。

表1是從一九四九年開始在癌研究會附屬

表1　子宮體癌的症例數與比例

年	子宮體癌的症例數	子宮癌中子宮體癌所占的比例
1949～50年	3	
1951～55年	46	4.7%
1956～60年	59	4.1%
1961～65年	79	5.9%
1966～70年	109	8.5%
1971～72年	43	8.4%
	計339例	平均6.0%

（癌研究會附屬病院）

醫院治療子宮體癌的症例數與比例。六十多歲以後發生比率有上升的傾向，以六十五歲為界，會大幅度提升。

這與我國冰箱普及的曲線大致一致。戰後冰箱成為大眾化家電，而飲食生活改變，對於子宮頸癌的發生造成很大的影響。

冰箱經常冰著肉類、牛乳、奶油，這種生活使得一向以飯和味噌湯為主的飲食生活，變成歐美式高脂肪、高蛋白的食品。

在歐美女性的癌以乳癌、子宮體癌佔壓倒性多數，而國內最近和歐美同樣的癌的傾向改變了。歐美式的飲食生活，例如，只要打電話訂購立刻送到家的比薩、速食品不斷充斥的便利飲食生活，會使今後子宮體癌增加的可能性增大。

表2是加盟全國癌中心協議會的各設施所表示的子宮頸癌與子宮體癌的比率。無論是哪家醫院，子宮體癌的比率增加，八九年平均達到二三％。

此外，不可思議的就是從北到南依序來看，東日本子宮體癌的發生率非常的高，以名古屋為界產生明顯的差距。

東日本以狩獵為主的繩文文化圈，而西日本則是以農耕為主的彌生文化圈。或許是文化的差距，東日本深山較多，且有吃較大動物肉的習慣吧！有各種不同的

表2　日本全國癌（成人病）中心協議會加盟設施子宮頸癌、子宮體癌的演變

施設名	子宮體癌數／子宮頸癌數(比率%)		
	1985 年	1988 年	1989 年
國立札幌醫院	14/127(11.0%)	23/ 99(23.2%)	32/106(30.2%)
岩手縣立中央醫院	2/ 34(5.9%)	12/ 33(36.4%)	21/ 33(63.6%)
宮城縣立成人病中心	3/ 17(17.6%)	4/ 17(23.5%)	2/ 22(9.1%)
山形縣立成人病中心	12/ 30(40.0%)	13/ 27(48.1%)	7/ 31(22.6%)
栃木縣立癌中心		8/ 28(28.6%)	7/ 10(70.0%)
群馬縣立癌中心	10/ 61(16.4%)	11/ 81(13.6%)	15/107(14.0%)
埼玉縣立癌中心	20/104(19.2%)	27/136(19.9%)	31/117(26.5%)
千葉縣立癌中心	20/ 77(26.0%)	12/ 73(16.4%)	16/ 53(30.2%)
國立癌中心	31/131(23.7%)	37/135(27.4%)	33/122(27.0%)
癌研究會附屬醫院	44/226(19.5%)	53/206(25.7%)	49/244(20.1%)
東京都立駒込醫院	12/ 53(22.6%)	10/ 70(14.3%)	2/ 24(8.3%)
神奈川縣立癌中心	30/118(25.4%)	25/109(22.9%)	35/118(29.7%)
新瀉縣立癌中心	20/ 37(54.1%)	32/ 37(62.2%)	20/ 70(28.6%)
愛知縣立癌中心	13/ 97(13.4%)	25/ 87(28.7%)	22/ 93(23.7%)
滋賀縣立綜合醫療中心		2/ 41(7.3%)	7/ 42(16.7%)
大阪府立成人病中心	23/188(12.2%)	22/140(15.7%)	24/125(19.2%)
兵庫縣立成人病中心	11/ 88(12.5%)	12/136(8.8%)	13/119(10.9%)
國立吳病院	13/ 58(22.4%)	12/ 53(22.6%)	14/ 43(32.6%)
國立醫院四國癌中心	3/ 85(3.5%)	20/107(18.7%)	23/115(20.0%)
國立醫院九州癌中心	8/111(7.2%)	11/103(10.7%)	14/ 92(15.2%)
計	289/1642 (17.6%)	363/1718 (21.1%)	387/1686 (23.0%)

北海道、東北	31/208 (14.9%)	52/176 (29.5%)	62/192 (32.3%)
關東、新潟	187/807 (23.2%)	206/875 (23.5%)	208/865 (24.0%)
東日本	218/1015 (21.5%)	258/1051 (24.5%)	270/1057 (25.5%)
西日本	71/627 (11.3%)	106/776(15.7%)	117/629 (18.6%)

說法，不過理由不得而知。

子宮體癌年齡在五十多歲到達巔峰

比較古老的統計則是圖1，為七〇～七六年在癌研究會附屬醫院治療的子宮體癌患者的年齡分布。

三十九歲以下的年輕人很少，只佔整體的三・四％。

八十％以上是五十歲以上的婦女，五十五歲左右達到巔峰。換言之，即子宮體癌患者大約四分之三都是迎向更年期的女性，而且是更年期年代最多的癌。

子宮頸癌最近年輕化，二十多歲較多見，四十五～五十五歲達到巔峰，但子宮體癌的平均年齡五十六歲最高，其次是六

圖1　子宮體癌的年齡分布

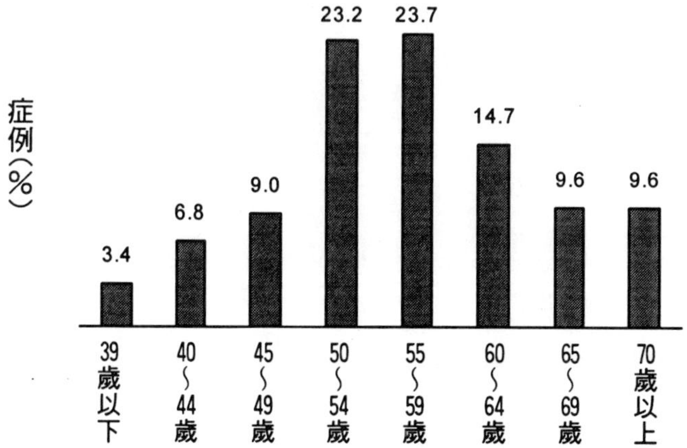

(癌研究會附屬醫院 1970～1976年)

十多歲、七十多歲，越到高齡分布越廣泛為其特徵。

三十九歲以下的年輕者的子宮體癌特別稱為「青年體癌」，在年輕時發症，會成為不孕症的人，或是卵巢會有機能障礙出現。

子宮體癌以不孕、未生產者較多

子宮頸癌是以懷孕、生產次數較多的人較多見，但子宮體癌則相反，以不孕、未生產者較多。

看表3就可知，三二%的子宮體癌患者都是過去沒有過懷孕經驗的人。

尤其是以三十九歲以下的年輕人，不孕、未生產者的發症比例較高。表的右側是青年體癌的十七例，出現七七%的高比例。

此外，即使是經產婦，從最後懷孕到發現癌為止的期間非常的長，在最後分娩開始的幾年內，或是懷孕中幾乎不會出現子宮體癌。

表 3　子宮體癌與懷孕・生產的關係

子宮體癌全例（474例）			青年體癌（17例）		
不孕	未生產	經產	不孕	未生產	經產
134 (28%)	18 (4%)	322 (68%)	11 (65%)	2 (12%)	4 (23%)
152 (32%)			13 (77%)		

容易併發肥胖、糖尿病、高血壓

對肥胖與月經異常、肥胖與內分泌異常的增加，加以詳細調查發現，肥胖女性較多的歐美，以往一直將肥胖視為是子宮體癌的危險因子之一。

日本婦產科學會的資料顯示，日本的子宮體癌患者大約四十％都是肥胖體型。隨著飲食生活的歐美化，肥胖的女性增加，這與國內子宮體癌的增加也有關係。

肥胖與子宮體癌的直接因果關係，雖然並沒有確切的證據可以證明，但是很多學者認為肥胖是子宮體癌發生的誘因之一。

說到肥胖，與內分泌的機能有關，在此來探討女性荷爾蒙與肥胖的關係。

由卵巢分泌的女性荷爾蒙的雌激素（卵泡荷爾蒙），在停經後必須使用副腎的雄激素男性荷爾蒙，藉著皮下脂肪中酵素的作用製造出雌激素，代替閉經後失去機能的卵巢。

因此，肥胖體質的女性，比起瘦者而言，在停經後會產生較多的雌激素。肥胖者容易發生子宮體癌的根本誘因，也許就是雌激素吧！

談到肥胖、女性荷爾蒙，當然也必須要擔心糖尿病與子宮體癌的關係。

根據歐美的報告，子宮體癌的患者合併出現糖尿病的機率非常高。

而根據日本癌研究會附屬醫院的調查，三十%的子宮體癌患者出現一六〇mg／dℓ以上的高血糖值（正常值為八〇～一二〇mg／dℓ）

附帶一提，子宮頸癌出現過血糖症的機率只佔子宮體癌的一半，為十七%。

其次，令人擔心的就是高血壓與子宮體癌的關係。在外國將肥胖、糖尿病、高血壓視為子宮體癌的三徵兆。

根據癌研究會附屬醫院的調查，子宮體癌患者最高血壓一五〇（mmHg）的高血壓者為二六%。這與子宮頸癌患者相比，比例非常的高，所以還是要檢查這類容易罹患子宮體癌的體質要素。但是，完全不具有肥胖與糖尿病、高血壓等要素的女性，也不是絕對不會發現子宮體癌。

應該接受子宮體癌檢診的人

對一萬一千例進行篩檢的結果，發現符合以下項目者是危險率較高的人。其中還包括先前說明的要素在內。

①未婚者，②未懷孕、未生產者，③停經後出現特殊不正常出血症狀的人，④

月經不規則，⑤曾經服用過女性荷爾劑的人，⑥有肥胖、糖尿病、高血壓等併發症的人等等。反之，危機較少的人是屬於停經前月經週期規律的人，以及最後懷孕過後不久的人。

由以上敘述可以了解到高危險群是指「年齡五十歲以上，而且是停經後（五十歲以前也包括在內）的人，有不正常出血症狀的人」，都算是高危險群；因此，應該要進行子宮體癌檢診。

子宮體癌的原因

何謂月經週期（性週期）

先前已經說過，子宮體癌是在子宮體部的子宮內膜形成的癌，也稱為子宮內膜癌。

子宮內膜與月經有密切的關係。這個粘膜利用卵巢所分泌的雌激素（卵泡荷爾蒙）而增殖、變厚，排卵後的黃體荷爾蒙時機成熟，準備迎接受精卵。但是倘若懷孕不成立，就會形成月經而剝離（脫落），是特殊的粘膜。

要了解子宮體癌，必須繞遠路先了解月經的構造。因此必須要先牢記子宮、卵巢、輸卵管的作用，同時也要記住子宮、輸卵管、卵巢的位置關係。

輸卵管是在子宮體部左右延伸、長十一～十二公分的一對管子。輸卵管的一端朝向子宮腔開口，外側的一端則連接卵巢。而外側膨脹寬大的部分稱為輸卵管膨大部，前端如花瓣狀的部分稱為輸卵管繖。

接近前端附近左右有一對卵巢。卵巢是產生卵子的器官，大小約為拇指般大，為扁平橢圓形（杏仁形）。

卵子成熟時引起排卵

女性二個卵巢中塞滿卵子時，總數為四十萬個。而每一個卵子會製造出卵泡。這些卵子不會全部排出，一個月一次，從兩個的卵巢輪流排出一個卵子，一生中大約排出四百個。其餘的卵子不會排出，會變性成為閉鎖卵泡。

但是每一個卵子全部在七個月大的胎兒時期結束第一次的減數分裂，成為成熟的卵（卵母細胞），能夠隨時與精子結合（可以受精）。

圖 2　荷爾蒙與子宮內膜的周期

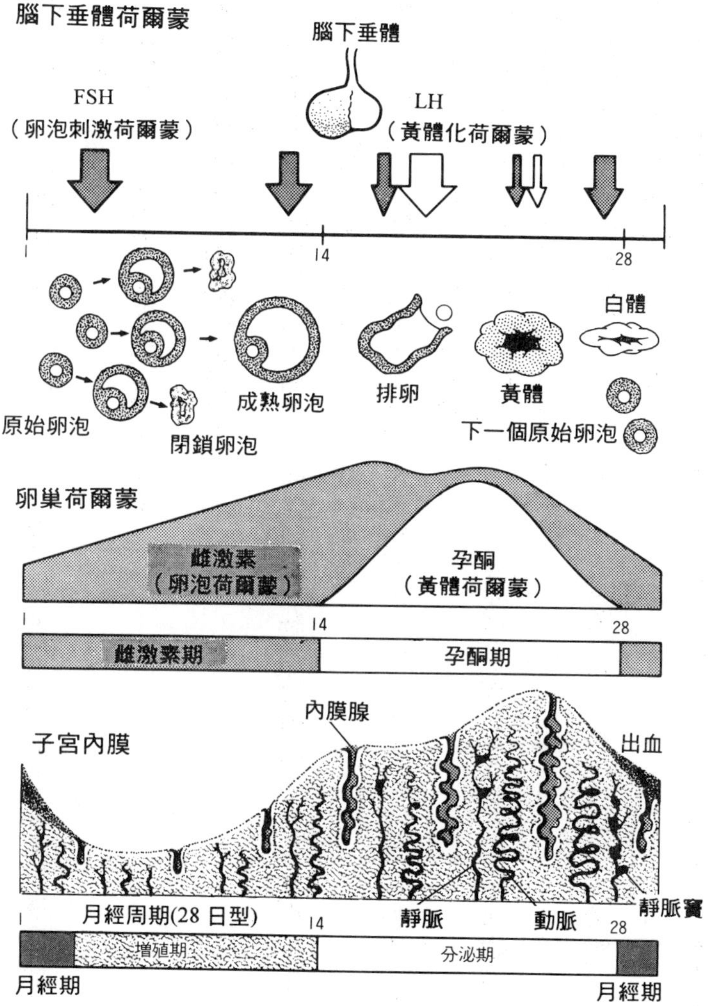
腦下垂體荷爾蒙
腦下垂體
FSH
（卵泡刺激荷爾蒙）
LH
（黃體化荷爾蒙）
1
14
28
原始卵泡
閉鎖卵泡
成熟卵泡
排卵
黃體
白體
下一個原始卵泡
卵巢荷爾蒙
雌激素
（卵泡荷爾蒙）
孕酮
（黃體荷爾蒙）
雌激素期
孕酮期
子宮內膜
內膜腺
出血
月經周期(28 日型)
靜脈
動脈
靜脈竇
增殖期
分泌期
月經期
月經期

女性迎向青春期成熟之後，卵子隨著月經週期發育，然後成為成熟卵泡。這時圍繞在卵子周圍的細胞會分泌雌激素。成熟卵泡最後外側的卵泡壁破裂而放出卵子，這就是排卵。

排卵後的成熟卵泡形成黃體，分泌孕酮。

未受經時子宮內膜的剝離就是月經

一旦排卵後，如圖3所示，輸卵管前端的輸卵管繖會將卵子包住輸卵管中。藉著輸卵管壁的蠕動和纖毛運動，將卵子送往子宮。

另一方面，經由性行為射精到陰道中的精液中的精子，藉著尾端的擺動運動，由子宮口進入子宮腔，而後上溯到輸卵管。

輸卵管中的卵子遇到精子時與精子合體。這就是受精，這個過程是在輸卵管的膨大部進行。在此進行第二次的減數分裂。

受精卵開始進行減數分製，形成桑實胚，形成胞胚，受精後第五天送到子宮，在已經做好懷孕準備的子宮內膜壁著床。

如果未進行受精時，則血液中的雌激素和孕酮的濃度降低，因此子宮內膜會出

圖 3　排卵與受精

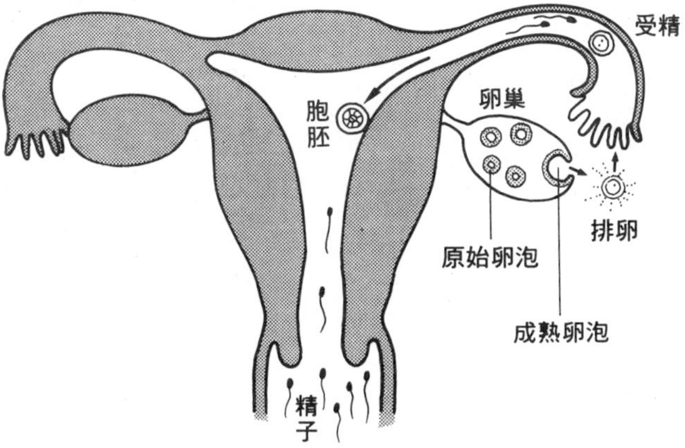

現剝離出血的現象，隨著卵子一起排出體外，這就是月經。

月經與荷爾蒙有密切關係

月經大約以二十八天的週期定期反覆出現，這是由於卵巢功能所造成的。

卵巢的功能受到腦的丘腦下部與腦下垂體前葉分泌的荷爾蒙支配。

進入青春期時，丘腦下部會分泌性腺刺激荷爾蒙而放出荷爾蒙，這個刺激會使腦下垂體前葉分泌卵泡刺激荷爾蒙（ＦＳＨ）。

卵泡刺激荷爾蒙進入血液中，到達卵巢，刺激原子卵泡，而使一些卵泡發育，開始成熟。

結果，卵泡分泌出雌激素，進入血液中，在五～六天時到達最高值。

血液中的雌激素量增加時，其信號會傳達到丘腦下部和腦下垂體前葉，而抑制力發揮作用，使用來自腦下垂體前葉的卵泡刺激荷爾蒙分泌減少。

但是，丘腦下部就會分泌黃體刺激荷爾蒙放出荷爾蒙（ＬＴＨ），這個刺激使得腦下垂體前葉開始分泌黃體化荷爾蒙（ＬＨ）。

黃體化荷爾蒙會刺激成熟卵泡，從開始發育的一些卵泡中，最後只有一個卵泡成為成熟卵泡，在第十四天破裂而放出卵子（排卵）。

排卵後，成熟卵泡變成黃體，變成成熟黃體。而黃體會將孕酮分泌到血液中，藉著荷爾蒙作用受精卵在子宮內膜著床，接受營養。

未受精時，黃體會退化，血液中的孕酮和雌激素會減少，引起子宮內膜剝離，成為月經。

黃體退化、孕酮不再分泌時，會分泌卵泡刺激荷爾蒙，促進原子卵泡的成熟。

這個卵泡的發育↓成熟↓排卵↓黃體形成↓月經反覆出現的情形，就稱為月經週期。

子宮內膜隨著月經週期而變化

配合月經週期觀察子宮內膜的變化。

月經時的子宮內膜幾乎完全剝離。剝離的部分為機能層，屬於能夠與荷爾蒙充分反應的部分，剩下的部分則稱為基底層。

月經開始的第一天到排卵為止，是卵巢的**雌激素期**，是子宮內膜的**增殖期**。

請看前面圖2的子宮內膜。增殖期的初期是薄而均勻的內膜，內膜腺是單純腺，直接從基底層與表面相連。從基底層進入間質的毛細血管是直線的。

但是到了增殖期後期時，內膜腺和間質都成長，內膜腺變粗，變為扭曲，間質也變厚。

引起排卵時，卵巢進入**孕酮期**，而子宮內膜則是增殖結束而進入**分泌期**。內膜腺粘液多糖類的分泌顯著，糖原蓄積在間質細胞。由基底層進入間質的血管也變粗，而且盤旋。已經準備讓受精卵隨時都可以到此著床，一旦懷孕未成立時，扭曲的血管充滿血液，間質浮腫，成為鬆軟的狀態。這就是月經之前的狀態。接著就會破裂而成為月經。

停經後會危險嗎？

女性的一生中，在可以生殖的三十年內反覆出現月經週期，若這個週期不再運轉時，就是停經期了。這個時期不再排卵，因為無排卵而黃體很難形成，使得孕酮的活躍變成遲鈍。

但是雌激素除了卵巢之外還可以製造出來。像副腎的雄激表男性荷爾蒙會在皮下的脂肪組織變換，成為一種雌激素。相對地就會引起雌激素過剩狀態。

這時，孕酮和雌激素的平衡瓦解，結果由於雌激素的持續刺激，使得子宮內膜持續增殖。

由子宮內膜增殖症到子宮體癌

雌激素造成的增殖一直持續，細胞不斷增加，不再有分泌期、月經期的轉移現象，子宮內膜不再剝離，細胞互相推擠，就好像擁擠的車上一樣。

應該位於基底的細胞，受到來自周圍的擠壓，不斷往上推擠，將核塞得滿滿地，看起來是黑色的。這就是DNA合成旺盛的證明，也是即將罹患癌症之前的狀

①初期增殖期的子宮內膜腺（環切面）　每個照片都是相同的放大倍率

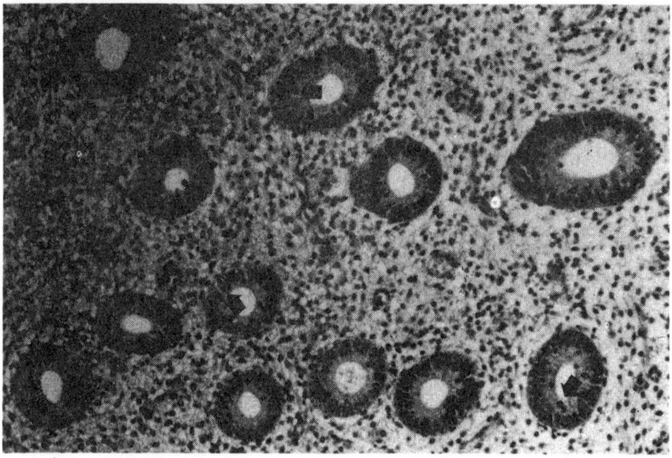

內膜腺為小型單純管狀構造，可以看到各處細胞的分裂像。
箭頭前方的小黑點是分裂像。〔正常狀態〕

態（一四二頁圖片②）。

子宮內膜的肥厚、增殖就會形成息肉，形成囊泡性增殖症或腺性增殖症的狀態。總之，將來罹患癌症的可能性會逐漸增高。

子宮內膜癌（子宮體癌）一般而言就是經由這種情形而發生的，以組織型而言，原先的組織構造的遺跡會形成腺癌（一四二頁圖片③）。子宮內膜的重層扁平上皮癌非常少。

②子宮內膜增殖症的腺管切面圖

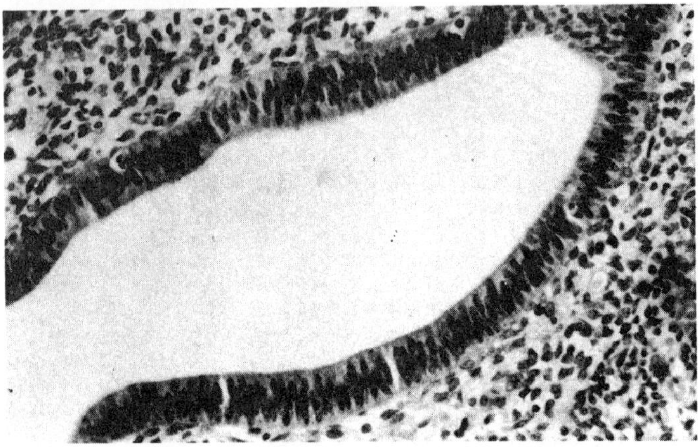

與①的初期增殖期的腺管相比較時，發現腺管細胞分裂的結果顯著擴大，核染成深色的ＤＮＡ合成旺盛進行。〔前癌狀態〕

③子宮體部腺癌的組織

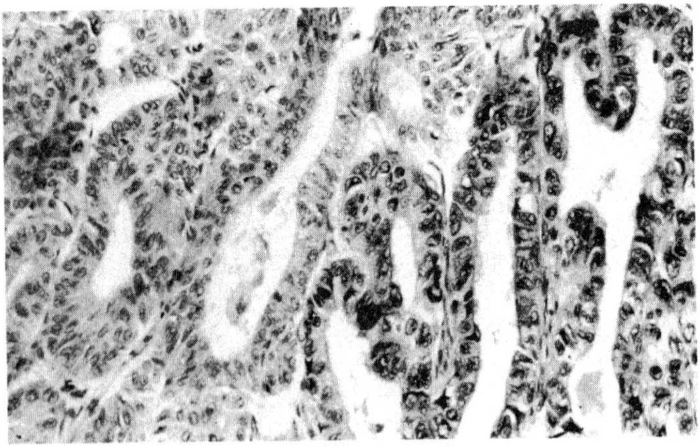

不規則的腺管構造在左部分和右部分出現了差距，右部分的惡性度較高。腺癌具有這種不規則的特徵。〔癌〕

子宮體癌的診斷與檢查

子宮體癌的檢診已經開始了

子宮頸癌連無症狀的人都是檢診的對象，而子宮體癌則是針對五十歲以上、停經後且有不正常出血的人，具備這些條件的人才可以進行檢診。

即使條件不齊備，但個人有意願時，還是可以接受子宮體癌的檢診，不過檢查費用必須自行負擔。

利用子宮內膜細胞診與子宮內膜組織診進行診斷

子宮體癌與子宮頸癌不同，視診和窺陰鏡診完全沒有幫助。

首先，從子宮腔內採取細胞，進行調查有無癌細胞的子宮內膜細胞診。利用這個方法發現子宮體癌的機率高達九十％以上。

子宮內膜細胞診所使用的用具是增淵式子宮內膜吸引器（下圖右）。這是由增淵一正先生和身為弟子的我開發出來的用具，將塑膠管放入子宮腔內，利用活塞操作吸取細胞的方法。

此外還有擦過法，就是使用圖片中央好像竹蜻蜓的內棒用具。在子宮腔內擴張內棒的翅膀，擦取細胞。此外，還有利用刷子的擦過法。

子宮體癌的檢診與子宮頸癌的檢診相比，道具必須深入內部，因此，如果醫師的操作技巧不熟練時，可能會造成患者的痛苦。可是，即使疼痛，也只是一瞬間，出血現象在第二天就會停止，不會留下令人擔心的麻煩。所以，不要因為傳聞「體癌檢查很痛」，因而不接受子宮體癌的檢診。

將採取的細胞塗抹在玻璃板上，利用顯微鏡觀察。這是與子宮體癌同樣的檢查

子宮內膜細胞診的器具

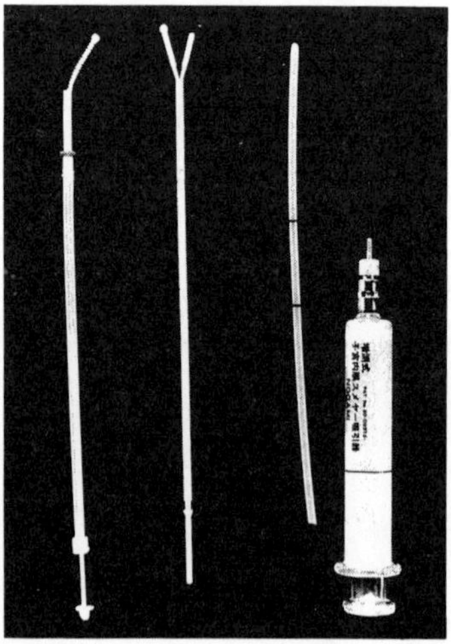

右 增淵式子宮內膜吸引器(子宮內膜吸引法)
中 內棒(擦過法)
左 刷子(擦過去)

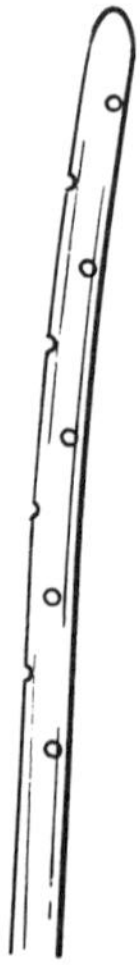

增淵式吸引器的前端有幾個洞。

圖 4　子宮內膜的採取法

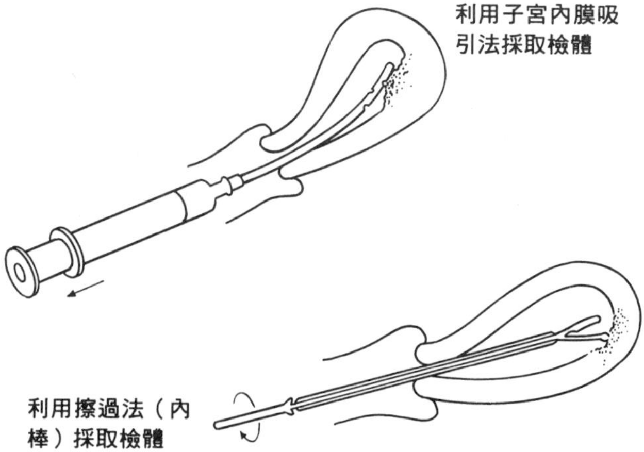

，但判定法則是以陰性、疑陽性、陽性的方式來表現。

經由子宮內膜細胞診發現異常時，則必須搔到子宮腔內，採取一部分組織，進行子宮內膜組織診。這是刮出子宮內膜仔細檢查的方法。

子宮體癌的進行

子宮體癌具有發育型

一種是侷限型，在最初發生的場所增大，朝向子宮腔增殖型。

另外一種是瀰漫型，從最先發生的部位朝周圍慢慢擴散型。

圖5　子宮體癌的發育型

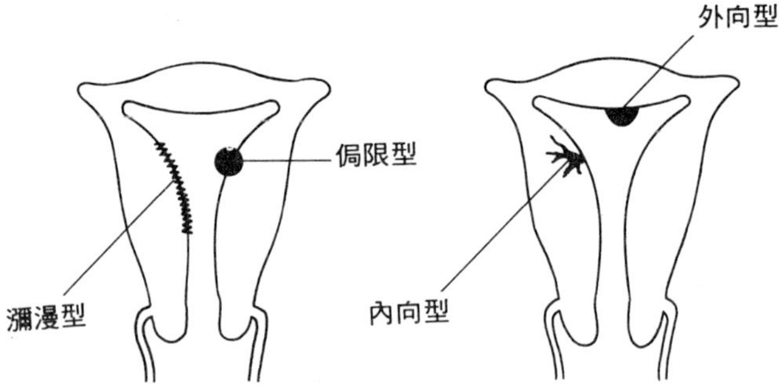

（有中間型）　（有混合型）

此外，還有並非上述二者的中間型。

以增殖方向區分時，分為朝向子宮腔的外向性發育型、深入子宮內膜深部肌肉層的內向性發育型，以及並非二者的混合型。此外，只有在子宮內膜的表層擴張的為表層性型。

一般而言，內向性的惡性度較強，外向性則大都呈息肉狀。

病變進行時也會轉移

子宮體癌進行時，經常會轉移到輸卵管或卵巢，據說是由於癌細胞由子宮通過輸卵管到達卵巢，或者經由淋巴管引起轉移。

如果轉移到陰道上部，則稱為淋巴性

轉移，轉移到陰道下方則是由血行性轉移所引起的。骨盆內的淋巴節轉移，以進行的子宮體癌較常見，從骨盆腹膜朝腹腔擴散。到了末期時，會隨著血液而引起肺轉移或骨轉移。

子宮體癌的臨床進行期分類

如次頁表4的新分類，是子宮體癌最新國際臨床進行期分類，稱為「術後分類」，是先進行手術才做正確分類的方法。目前國內也正進行採取這種分類法的準備，與現行的臨床進行期分類一併使用。

子宮頸癌的0期是指癌細胞滲透開始前的狀態，雖是0期，但是已經有明顯的癌細胞了。但是子宮體癌的0期意義稍有不同。疑似惡性或用顯微鏡觀察，出現微妙的交界狀態。I期則是明顯的癌了。

自覺症狀為不正常出血

女性可能由於經常有月經的經驗，因此，對於性器出血大都會掉以輕心，導致癌的發現較遲。與月經無關的性器出血稱為不正常出血。只要是一點點的出血，

表 4　子宮體癌的臨床進行期分類的比較（現行分類與新分類）

I期	現在分類	A 侷限在子宮體部，子宮腔長 8cm 以下。 b 侷限在子宮體部，子宮腔超過 8cm。
	新分類（FIGO-1988 年）	A 癌侷限於子宮內膜。 B 滲透到達子宮肌肉層 1/2 以下。 C 滲透超過子宮肌肉層 1/2。
II期	現在分類	癌波及子宮頸部。
	新分類（FIGO-1988 年）	A 僅限於頸管腺的滲透。 B 頸管間質滲透。
III期	現在分類	癌擴散到子宮外，但僅止於小骨盆腔。
	新分類（FIGO-1988 年）	A 漿膜、附屬器官、腹腔細胞診（＋） B 陰道轉移。 C 骨盆淋巴節、腹主動脈淋巴節（＋）
IV期	現在分類	a 癌擴散到膀胱、直腸、乙狀結腸、小腸。 b 遠隔轉移。
	新分類（FIGO-1988 年）	A 膀胱、腸粘膜滲透。 B 遠隔轉移。

圖 6　子宮體癌的臨床進行期分類

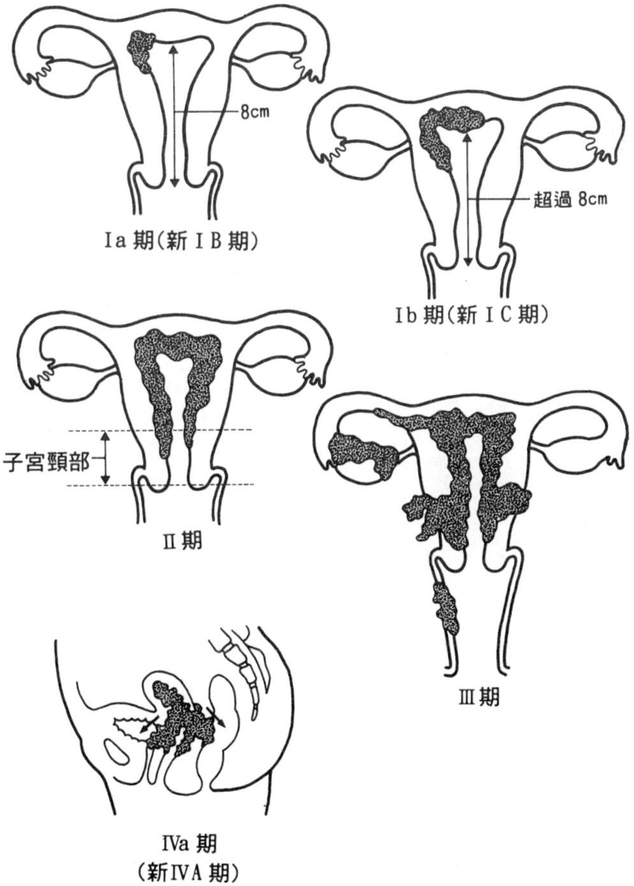

都可能是子宮體癌的象徵，因此絕對不能掉以輕心。

子宮體癌和子宮頸癌同樣地，初期沒有任何自覺症狀。但是子宮體癌的檢診條件是「不正常出血的人」，因此，子宮體癌一旦被發現，這些患者毫無例外都有不正常出血的症狀。

所以，不正常出血是發現子宮體癌的重要線索。

「子宮體癌檢診基準」中所謂不正常出血，包括一般的性器不正常出血、停經後出血、過多月經、不規則月經、點狀少量出血、暫時性少量出血及褐色白帶等所有的出血在內。

最危險的狀況就是先前敘述過停經前後的人，因為有不正常出血或月經過多的現象，卻誤以為是停經期應有的現象，認為是生理不順而放任不管。這個時期前輩們的建議可能是「這是生理上的現象，不要緊的」、「我也有同樣的情形，不用管它就好了」，這些充滿自信的話，使很多人喪失了接受診治的機會。

我一再強調五十歲以上或停經後（五十歲之前）也包括在內，有不正常出血的現象時，就必須接受婦產科醫師的檢診。

會出現不正常出血的疾病，除了癌症之外還有息肉、子宮肌瘤、子宮內膜症、伴隨懷孕的出血、白血病、卵巢腫瘤、輸卵管炎等，停經後的出血以腫瘤性出血較常見，必須特別注意。

除了不正常的出血外，有的人分泌物會增加。當子宮體癌進行時，出現水樣性分泌物，或血性、膿性的分泌物，量增多，有時候伴隨惡臭。

再繼續進行時，子宮腔內會積存血液、膿、分泌物，同時出現發燒、惡寒、下腹部痛等症狀。

子宮體癌的五年生存率

先前敘述過，日本的子宮體癌進行期分類，目前正改變為國際臨床進行期分類（新分類），次頁的表所示的五年生存率，則是現行分類與新分類的對比。

總之，如果在較早的階段發現、治療，則治癒力非常高。符合檢診條件的人不要害怕，一定要接受檢診。

當進行度加重時，治癒力會急速降低，各位一定要牢記這個事實。

子宮體癌的治療

因進行期的不同而採用不同的治療法

Ⅰ期時進行單純性子宮全摘除術。在我這兒摘除時立刻可以觀察癌滲透的程度，滲透如果超過子宮壁的三分之二時，則必須追加施行淋巴節廓清手術。

子宮體癌容易轉移到卵巢，因此，幾乎都是子宮和卵巢一併摘除。所幸罹患子宮體癌的患者大都是停經後的人，因此摘除卵巢也不會造成嚴重的問題。但是，偶爾也會有年輕女性罹患這種疾病的例子，這時必須確認卵巢沒有癌細胞時，就可以保留卵巢。

Ⅱ期以上則必須進行廣泛性子宮全摘除術及淋巴節廓清手術。

首先，進行放射線療法及藥物療法，治療後再進行子宮全摘除術。藥物療法又分為化學療法與荷爾蒙療法。

Ⅳ期時外科療法成為輔助療法，主要是進行放射線療法和藥物療法。

進行手術或放射線療法，和子宮頸癌的情形相同，放射線感受性與子宮頸癌相

表 5　子宮體癌進行期別 5 年生存率——新分類、現行分類對比——

新分類

進行期	I			II		III			IV		合計
	A	B	C	A	B	A	B	C	A	B	
症例數	11	48	17	2	4	6	0	8	2	3	101
5 年生存數	10	47	13	2	3	3	0	2	2	0	82
5 年生存率	92.1%			83.3%		35.7%			40.0%		

現行分類

進行期	I	II	III	IV	合計
症例數	82	9	6	4	101
5 年生存數	72	6	3	1	82
5 年生存率	87.8%	66.7%	50.0%	25.0%	

（神奈川縣立癌中心 1985～1988 年）

比時較差，因此盡可能選擇外科療法。

化學療法

最近，為了使化學療法的效果更加完善，因此採用化學療法做為輔助療法。使用化學物質（抗癌劑）的方法進行全身治療。

利用動脈注射或內服的方式將抗癌劑放入血液中，運送到全身，如果進行手術療法而懷疑癌沒有完全去除時，或是擔心引起肉眼看不到的轉移時，利用這個方法就能完全擊潰癌細胞。

抗癌劑分為阻止癌細胞DNA合成的抗癌劑，或是防止癌細胞分裂、增殖，或使癌細胞死亡等各種不同的型態。運用各自的優點而使用多劑併用療法，是現在化學療法的主流。

使用於子宮體癌的藥物種類，基本上與治療卵巢癌的效果相同，將CISPLATIN、抗生素、烷化劑、代謝拮抗劑等搭配組合使用。

●藥物的副作用

談到抗癌劑，就會讓人聯想到「副作用」，不論任何藥物都有副作用。現在所使用的抗癌劑，如果沒有副作用就無法產生效果，所以一般而言，抗癌劑的作用越強，副作用也越強。

正常細胞與癌細胞一起產生變化，因為對於癌細胞產生強烈作用的藥物，對於正常細胞，尤其是血液的幼嫩細胞會造成相當大的損傷。抗癌劑對於正常細胞與癌細胞並沒有選擇性。

這就是使用抗癌劑的困難處，為了治療癌無法避免副作用的問題，所以醫師會在事先對事態做好萬全的準備，而且治療前也會對患者說明可能出現的症狀，讓患者安心。

最近已陸續開發出減輕副作用的好藥，的確是一大佳音。例如，抑制白血球減少的CSF製劑及新的制吐劑都出現了。

所幸，治療子宮體癌及卵巢癌所使用的CISPLATIN抗癌劑，據說是只會攻擊癌細胞的選擇毒性較高的藥物。

荷爾蒙療法

子宮體癌與女性荷爾蒙有密切的關係，屬於荷爾蒙依賴性癌。輔助療法則是使用荷爾蒙療法，長期大量使用孕酮。

但是荷爾蒙療法在作用發現上的最重要條件，就是癌組織中必須有荷爾蒙的接收盤，也就是接收體存在。一般而言對於高分化的子宮體癌（高分化型腺癌）有效，但是對於中分化或低分化的子宮體癌無效。

分化是生物學和醫學用語經常使用的名稱，也就是生物的發生過程中，幼嫩細胞的集合體展現各器官或組織的特徵，稱為分化。

高度分化的高分化細胞井然有序，保持良好的型態，接近正常型態，而癌細胞則是低分化癌比高分化癌品質更差。

最近嘗試利用荷爾蒙劑與抗癌劑組合的荷爾蒙化學療法。

慎重使用女性荷爾蒙劑

現在，很多化粧品和皮膚病藥物中使用女性荷爾蒙劑，經口避孕藥也是女性荷爾蒙劑的代表。此外，為了治療更年期障礙，也使用女性荷爾蒙補充療法，所以使用女性荷爾蒙劑的例子激增。據說為了預防骨質疏鬆症，使用女性荷爾蒙也有效。

女性荷爾蒙劑能使女性保持青春，防止因為增齡而造成的各種障礙，是非常好的藥，但是仍然有藥害的問題存在。

女性的子宮內膜保持雌激素和孕酮的絕佳平衡，反覆進行增殖、分泌、剝離，所以過度使用女性荷爾蒙劑可能會引起藥害。

隨著增齡而萎縮的子宮內膜，如果投與女性荷爾蒙劑，會引起部分腺性增殖，如果更糟時可能會引起子宮癌，不可以疏忽這一點。

使用女性荷爾蒙劑一定要遵從專門醫師的指示，否則有極大的危險。

子宮內膜容易出現的疾病

子宮內膜容易出現的疾病，除了癌之外還有很多。尤其有一些容易與癌混淆或與癌合併出現的疾病，因此必須注意。

●子宮內膜症

子宮內膜症是類似子宮內膜的組織在子宮腔以外部位發生的疾病，是只有月經的女性才會出現的疾病。

懷孕不成立時，子宮內膜會剝離，成為月經而排出，而同樣的出血在其他部位形成，與子宮內膜完全相同的部分會出現出血現象。

容易發生的場所是子宮肌肉層內、卵巢、陰道、外陰部等，這種容易出現腫瘤，而且容易與周圍的組織產生黏連。

症狀依發生場所的不同而異，最常見的是月經困難症（月經痛）。此外，還有下腹部痛、腰痛、過多月經、不正常出血、性交痛等，一旦輸卵管黏連，就會成為不孕症的原因。

治療法為外科療法，以及利用女性荷爾蒙劑的藥物療法。現在利用腹腔鏡下鐳射手術，不需要剖腹，不必留下手術疤痕就能夠治癒。

●子宮肌瘤

子宮肌瘤是子宮肌肉內產生的良性腫瘤，子宮肌瘤不會變為癌。

二十％的三十歲以上女性都會發生，發生的頻度非常高，大部分沒有症狀，大都不需要治療。

子宮肌瘤依發生部位的不同，分為突出於子宮外側增大的漿膜下肌瘤，或是在肌肉中形成的肌肉層內肌瘤，及子宮內膜下方所形成的粘膜下肌瘤（參照圖）。

子宮肌瘤的發生部位與名稱

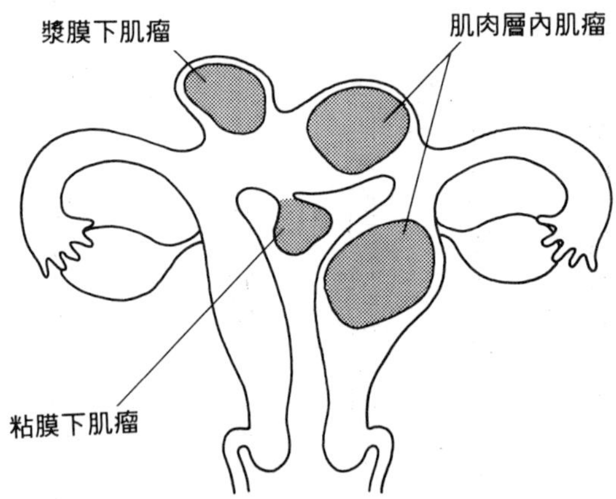

子宮肌瘤逐漸發育時，會造成月經過多、不正常出血、缺鐵性貧血、頻尿、便秘、月經痛、不孕、流產、早產等症狀，因此必須和醫師商量，進行適當的治療。尤其當卵巢荷爾蒙的機能減退，迎向停經期時，會自然縮小，所以與雌激素的關連密切。

子宮肌瘤不會成為癌，但若子宮體癌合併子宮肌瘤出現，則這種情況與子宮頸癌的情況比較常見。這說明了子宮肌瘤的形成與雌激素具有密切關係。

●子宮內膜增殖症

由於雌激素過剩而產生的疾病，大都是良性的，但是停經後發生的子宮內膜增殖症是子宮體癌的前驅症狀，經常會合併子宮體癌出現。

不見得一定會發生子宮體癌，但的確是必須注意的疾病。

●子宮內膜息肉

出現於子宮頸管的息肉是良性的，但是子宮內膜的單發性或多發性的息肉，在停經期的前後發育，會成為不正常出血的原因。

也會合併子宮體癌出現，因此和子宮內膜症相同，必須加以注意。

子宮體癌檢診Q&A

Q 經常聽人說癌「一旦出血時就太晚了」。子宮體癌在有不正常出血後才接受檢診也無妨嗎？會不會太晚呢？

A 子宮體癌出血後立即接受診察，不會太晚。

大家都知道子宮頸癌是在沒有異常或出現自覺症狀之前，就可以接受檢診的疾症。

而無症狀的人的子宮體癌檢診是否有必要進行，必須做全國的調查。結果，在無症狀下發現子宮體癌的例子過去很少見，因此，對於無症狀的人而言，不需要廣泛進行子宮體癌的檢診。

先前敘述過，「年齡在五十歲以上，且停經後（五十歲之前也包括在內）有不正常的出血症狀」為接受子宮體癌檢診的基準。

如果有不正常出血時，立刻接受診察還來得及進行治療。

Q 子宮肌瘤會不會變成癌？

A 子宮肌瘤與癌的症狀完全不同。

請參照一五八頁的說明。肌瘤與癌是完全不同的症狀。子宮肌瘤如果會變成癌，只限於肉瘤。

子宮肌瘤和癌可能會一併形成，就好像感冒的人可能會引起腹痛一樣，但是卻是完全不同的疾病。

Q 進行子宮體癌的放射線療法後，出現血尿和血便，感到擔心。是放射線的副作用嗎？

A 副作用的可能性很高。

照射放射線的範圍在下腹部時，放射線接觸到膀胱和直腸的一部分，因此引起發炎，而出現血尿或血便。必須檢查膀胱或直腸。

但是，和以前相比，目前放射線療法的技術和機器都很進步，可以選擇性地進行照射，所以這一類的副作用減少了。

Q 聽說罹患子宮體癌後，容易出現重複癌，是真的嗎？

A 與體質、遺傳的因子有關，因此容易重複出現。

重複癌是指一個人不只罹患子宮體癌，還重複其他的癌。

子宮頸癌會因為感染等刺激而促進致癌，子宮體癌則與體質、遺傳因子有很大的關係。子宮體癌與乳癌的高危險群的共通項目很多，因此容易重複罹患這些癌症。

根據神奈川縣立醫院的統計顯示，子宮頸癌的重複癌率為二・六％，而子宮體癌的重複率為九・九％，卵巢癌為十五・六％，所以在不同部位出現子宮體癌及卵巢癌的機率非常高。

Q 聽說罹患子宮體癌的合併症很多，不能動手術。光靠荷爾蒙療法和化學療法就能治好嗎？

A 由於手術中、手術後的護理技術的進步，最近可以進行手術。

子宮體癌患者的平均年齡較高，而且有許多合併肥胖、高血壓、糖尿病等的例子，這時（尤其高齡者）動手術就會受到限制。

不過，最近利用ＣＴ電腦斷層掃描或ＭＲＩ（磁氣共鳴畫像）能正確掌握癌的範圍，而且麻醉方法進步，手術後利用ＩＣＵ（集中治療室）等完善的管理，所以即使是高危險群的人，也能進行最低限度的手術。配合個人狀況，可以動手術，因此最好和癌專門醫師商量。

第四章
卵巢癌

預測21世紀時會急增的卵巢癌

死亡率排名提升了

關於子宮癌，可喜的是死亡數下降了，所以不久後可能會從女性十大癌死亡率之中除名。

但是，卵巢癌卻是目前不斷增加的癌。現在雖然還沒有進入十大死亡率排名中，但是根據由電腦進行的未來預測，認為在二十一世紀時其排名會不斷提升。

對於婦產科醫師而言，麻煩的卵巢癌該如何處理，將是今後的一大課題。

根據以下的疫學上的統計，就可以掌

表1　癌的部位別5年相對生存率

5年相對生存率 (%)				
90–100				
80–90	皮膚(除了黑色瘤以外) 84%			
	甲狀腺 80%			
70–80	乳房 79%	睪丸 72%		
	子宮體部 72%	子宮頸部 71%		
60–70	喉頭 68%			
	膀胱 67%			
50–60	舌 57%	前列腺 51%		
	黑色瘤 56%			
40–50	骨 48%	口腔、咽頭 46%	結腸 40%	
	結締組織 47%	直腸 43%		
30–40	胃 39%	霍奇金病 38%	除了鼻腔、中耳以外 33%	腦 31%
	腎臟 39%	全部位 37%	淋巴性白血病 32%	卵巢 30%
20–30	非霍奇金淋巴瘤 29%			
10–20	單球性白血病 18%	食道 13%	肺 10%	
	骨髓性白血病 14%	多發性骨髓瘤 11%		
0–10	膽囊 7%	胰臟 13%		
	肝臟 3%			

（根據『大阪府癌登錄・第49期報』）

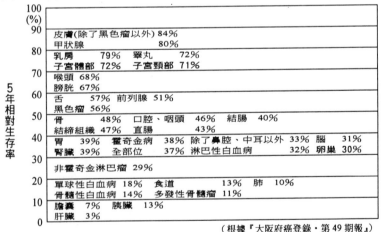

表 2　卵巢癌的發生率、死亡率的比較

國名	發生率（人口 10 萬對）	死亡率（人口 10 萬對）
瑞典	14.9	12.9
挪威	14.2	9.5
美國（白人）	13.3	7.3
以色列	12.7	
西德	11.5	11.0
英國	11.1	9.1
瑞士	10.6	
芬蘭	7.9	
巴西	6.1	
印度	4.6	
日本	2.7	2.1
荷蘭		12.1

（根據『產科與婦科』第 53 卷第 3 號　白水健士部分修正）

圖 1　根據國際集計的卵巢癌年代別頻度與日本人的卵巢癌年代別頻度資料

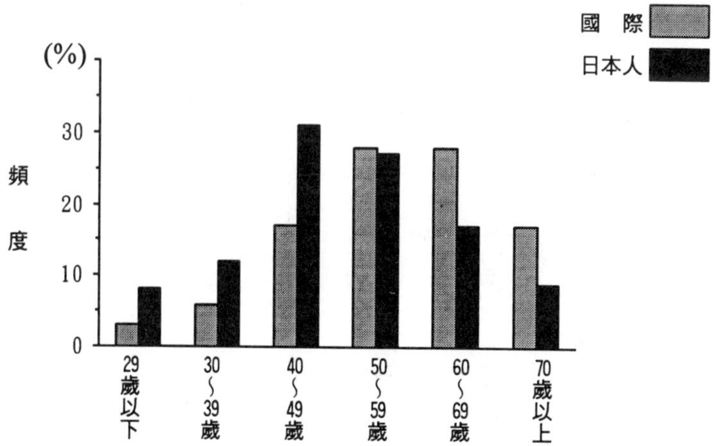

握卵巢癌的姿態。

首先是五年生存率，卵巢癌占下方五年後的生存率只有三十％。同為女性癌，但乳癌、子宮癌的生存率很高。也就是說，卵巢癌的復原情況並不好，是無法令人感到安心的癌。

其實是卵巢癌的發生數，在國內比較少，但是近年有遽增的趨勢。在國外的數目原本就很多，目前大致維持穩定狀態，而國內的增加情形很明顯。

卵巢癌如前頁表2所示，在歐美先進工業國家較常見。日本為二・七％，而瑞典、挪威等北歐國家將近十五％，為日本的五倍。

卵巢癌的年代別頻度，日本以四十～四十九歲為巔峰期，而外國則是五十～六十九歲為巔峰期。也就是說，卵巢癌和遺傳及民族性有密切關係。

生活環境當然也會造成極大的影響。其證明，請看圖2的罹患率，像在夏威夷生長的日本女性的第二代，父母都是日本人，而卵巢癌的罹患率，介於日本人與美國人（白人）中間的數值。

所以，以遺傳的觀點來看，如果成長環境不同，則發生率也不同。

圖3則是散居於世界各地的猶太人回到以色列後的調查，從美國、歐洲回去的

圖2　卵巢癌——日本人、夏威夷的日裔第2代、美國人(白人)——的罹患率比較(人口10萬比)

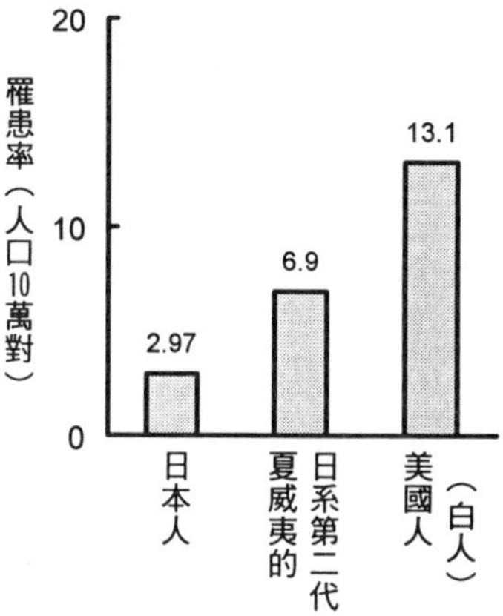

圖3　以色列的出生地別卵巢癌的發生率(人口 10 萬對)
(15 歲以上)

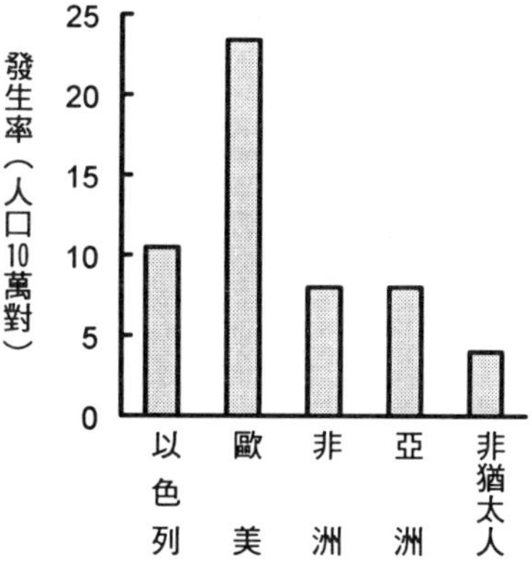

人，卵巢癌的發生率超群。

未懷孕、未生產的人容易罹患

關於懷孕、生產方面的統計，懷孕次數、生產次數較多的人容易罹患卵巢癌，而未懷孕、未生產的人，或是懷孕、生產次數越少的人，罹患卵巢癌的機率就越高。

同樣是未懷孕、未生產的人，結過婚沒有生產的女性比未結婚的女性罹患卵巢癌的危險度更高。

由這些統計得知，懷孕、生產對於卵巢癌的發生具有防衛作用，相反地，很難擁有孩子，妊娠力較弱的卵巢容易發生卵巢癌。

這些疫學的事實，讓我們容易將焦點集中在子宮體癌團體檢診的條件符合者身上，有助於找出容易罹患卵巢癌的高危險群。

卵巢癌的家族性、遺傳性

俗謂癌家族，就是指癌多發的家族。依癌的種類不同，例如子宮頸癌與家族無關，但是如表6所示，卵巢癌大都母女、姐妹罹患的例子較多。亦即，假如母親或姐妹等近親者有罹患卵巢癌的患者，則比起沒有罹患近親者的危險率更高。

此外，近親者如果有罹患子宮體癌或乳癌的人，則較易發生卵巢癌，所以擁有這些危險性的人最好多加注意。

原因為何呢？理由不明，不過近年來根據報告顯示，卵巢癌患者特有的遺傳因子的確存在，這也說明了卵巢癌的致癌及遺傳因子的關係。

經常服用避孕丸者不容易罹患卵巢癌

抑制排卵的經口避孕藥、避孕丸的服用者，與不使用的人相比，卵巢癌的發生率較少。長期服用的人，發生卵巢癌的機率較少，中途停止服用時，罹患卵巢癌

表3　未懷孕的卵巢癌危險度

發表者	比較危險(未懷孕/經懷孕)
森	1.4
Hildreth 等人	1.7
Joly 等人	1.8
Demopoulos 等人	2.3(1.91*)
McGowan 等人	2.45

＊已婚者

表4　懷孕次數與卵巢癌的關係

發表者＼懷孕次數	0	1	2	3	4	5～
Hildreth 等人	1.0	0.9	0.5	0.5	0.8	0.4
McGowan 等人	2.45	1.27		1.0		
Joly 等人	2.55	2.12		1.26		1.00

表5　生產次數與卵巢癌的關係

發表者＼懷孕次數	0	1～2	3～4	5～
Casagrande 等人	1.00	0.75	0.59	
Cramer 等人	1.00	0.51	0.32	0.26
McGowan 等人	2.13	0.937	1.00	

表6　近親者有癌患者的女性的卵巢癌危險度

發表者＼近親者的癌	卵巢癌	子宮體癌	乳癌
Hildreth 等人	18.2	3.5	1.0
Cramer 等人	11.32	0.31	1.49

的危險也能維持在較低的狀態。理由之一目前還在推測階段，認為避孕丸能夠抑制排卵，所以可以阻止因為排卵而產生的卵巢表層上皮的破裂，因此，也許能夠防止由於表層上皮破裂的刺激而引起的癌化。

與病毒感染症的關係

以下敘述病毒感染症與卵巢癌發生的關係。

麻疹或德國麻疹等病毒感染症，依罹患年齡之不同，對於卵巢癌有時需要注意。麻疹和德國麻疹等以前是小學生以下的孩童容易罹患的疾病，沒什麼問題。不過最近罹患這些疾病的年齡層增高，甚至大人也會罹患這些疾病。

這類疾病在十一歲之前或十九歲以後罹患時，與卵巢癌無關，但是如果在十二～十八歲，也就是在初經開始到青春期的期間感染，則罹患卵巢癌的機率會多達三～四倍（表7）。理由不明，但是這一點卻讓我們了解罹患麻疹或德國麻疹與卵巢癌的發生有強烈的關連。

卵巢癌的發生與我們平常所吃的食物或嗜好品有關（表8）。

國人的飲食生活、生活方式逐漸歐美化，動物性脂肪的攝取量急速增加，這也會導致將來卵巢癌的罹患率增加。國人由於飲食生活豐富，在精神面、身體面得到很大的恩惠，因此享受生活之樂時，也必須適度節制，才是聰明之道。

很難早期發現卵巢癌

種類較多又複雜的卵巢癌

卵巢可能會發生各種良性或惡性的腫瘤。因為不是多種類單一特性，所以很難早期發現、診斷及治療。癌會因為發生之母地的組織而調整型態。出現於腺組織為腺癌，出現於重層扁平上皮則為重層扁平上皮癌。但是卵巢中的卵可以成為一個人

表7　病毒感染症與卵巢癌的關係

罹患年齡	6～11歲	12～18歲	12歲以上
腮腺炎	1.08	1.35	0.90
痲疹	0.82	2.67	0.82
德國痲疹	0.02	3.90	1.38

表8　食物・嗜好品與卵巢癌的關係

食品／發表者	動物性脂肪	魚	牛乳	酒	咖啡紅茶	煙
森	—	—	↓	—	—	—
平山	↑	—	↑	—		↑
Cramer 等人	↑	↑	↑	—	—	—

（↑：高　↓：降低　—：無關）

，所以為多數組織的母地要素。因此，發生腫瘤的種類驚人。

表9是日本婦產科學會將出現於卵巢的腫瘤，分類為臨床上容易使用的型態。卵巢腫瘤如表所示分為四型，又可再分為良性腫瘤、境界惡性腫瘤、惡性腫瘤。

其中惡性腫瘤就是指卵巢癌。

由卵巢直接發生的癌是單純性原發癌（原發性卵巢癌）。這種癌大都是境界惡性腫瘤癌化而形成的，發生頻度特別多的是腺癌，占卵巢癌整體的六十%。

此外，還有從其他臟器轉移而來的癌，稱為轉移癌（轉移性卵巢癌）。代表例為胃或乳房等癌轉移到卵巢，稱為「克魯肯伯格瘤」占卵巢癌的二十%。胃癌的轉移，原本並未發現胃癌，而是轉移到卵巢後，發現卵巢癌之後才反過來發現原發胃癌。

卵巢癌是無症狀、安靜的腫瘤

卵巢癌被稱為安靜的腫瘤＝silent cancer，如果未進行到相當嚴重的地步，不會出現自覺症狀。這也是很難早期發現的理由。

即使是如拇指般大的卵巢，在骨盆內變成如雞蛋般大，或如壘球般大時，也不

表 9　卵巢腫瘤的臨床病理學分類

	良性腫瘤	境界惡性腫瘤	惡性腫瘤
表層上皮性、間質性腫瘤	漿液性囊腺瘤 粘液性囊腺瘤 類內膜腺瘤 明細胞腺瘤 腺纖維瘤 （上記的各型） 表在性乳頭瘤 布倫納瘤	漿液性囊性腫瘤 境界惡性〔低惡性度腫瘤〕 粘液性囊性腫瘤 （同上） 類內膜腫瘤（同上） 明細胞腫瘤（同上） 腺纖維瘤（上記的各型） 表在性乳頭狀腫瘤 境界惡性〔低惡性度腫瘤〕 布倫納瘤 境界惡性〔增殖性〕	漿液性（囊性）腺癌 粘液性（囊性）腺癌 類內膜腺癌 明細胞腺癌 腺癌纖維瘤（上記的各型） 腺肉瘤 中胚葉性混合腫瘤〔米勒管混合腫瘤〕〔癌肉瘤〕 惡性布倫納瘤 移行上皮癌 未分化癌
性索間質性腫瘤	莢膜細胞瘤 纖維瘤 硬化性間質性腫瘤 塞爾托利・間質細胞腫瘤（高分化型） 萊迪克細胞瘤〔門細胞瘤〕 伴隨環狀細管的性索腫瘤	顆粒膜細胞瘤 塞爾托利・間質細胞腫瘤（中分化型） 類固醇〔脂質〕細胞腫瘤（不能分類型） 塑性體腫瘤	纖維肉瘤 塞爾托利・間質細胞腫瘤（低分化型）
胚細胞腫瘤	成熟囊性畸形瘤〔皮樣囊瘤〕 成熟充實性畸形瘤 卵巢甲狀腺瘤	未成熟畸形瘤（G1、G2） 類癌瘤 甲狀腺瘤性類癌瘤	未分化胚細胞瘤 卵黃囊瘤〔內胚葉洞腫瘤〕 胎芽性癌〔胎兒性癌〕 多胎芽瘤 絨毛癌 伴隨惡性轉化的成熟囊性畸形瘤 未成熟畸形瘤(G3)
其他	非特異的軟部腫瘤 腺瘤樣腫瘤	性腺芽瘤（純粹型）	癌瘤 肉瘤 惡性淋巴瘤（原發性） 二次性〔轉移性〕腫瘤

（日本婦產科學會）

圖 4　卵巢的構造

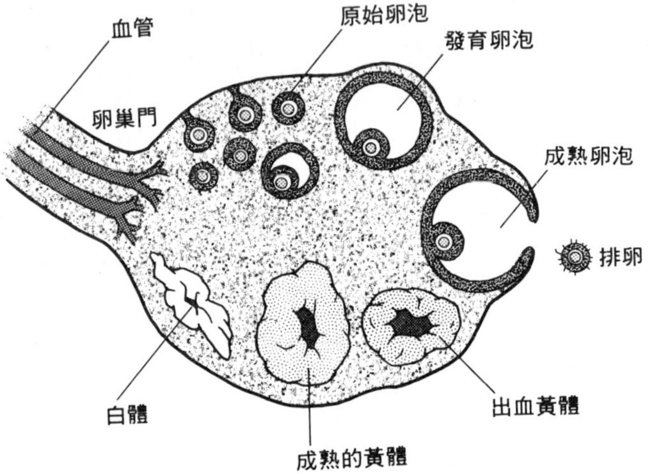

會產生任何毛病，不痛、不癢。但是如果引起扭轉時則另當別論，如果沒有這種現象，則不會感覺不舒服，因此，腫瘤未增大到相當大的程度之前，不會出現症狀。

由於卵巢位於腹腔內，所以醫師很難直接觀察。經由觸診而發現腫瘤時，為直徑六公分的腫瘤，一旦發現時癌已經進行到相當嚴重的地步了。

卵巢癌的部位很難進行檢診

子宮癌時能直接將器具放入癌所在的場所，取得細胞或組織進行調查（細胞診、組織診等）。但是檢查卵巢癌時，必須先麻醉後穿破腹壁，放入檢診的器具，非常麻煩，無法採用與子宮癌同樣的方法以早期發現。

現在內視鏡的技術提升，像子宮外孕或輸卵管妊娠等，不需要剖腹就能夠動手術。但是，仍然必須在腹部開幾個洞，所以進行團體檢診時無法使用這個方法。

因此，現在嘗試的方法則是，間接畫像診斷法及腫瘤標記的測定。

利用畫像診斷檢查卵巢癌

CTSCAN、MRI、超音波檢查相當活躍

●CTSCAN

CTSCAN是電腦斷層掃描的簡稱。與以往的X光不同，是利用造影劑，因此較容易進行診斷。可利用切面（環切）狀態的畫像觀察身體的內部。最近畫像鮮明，能夠看清卵巢內的狀態，例如「這只是囊瘤，不會有一部分癌化」，或是「水和脂肪的不同」等，都可以看得很清楚，可以鑑別單純的囊瘤與畸形的囊瘤。

事前仔細進行CTSCAN的檢查，則即使剖腹，幾乎能依照原先的預測進行

手術，具有做好萬全準備再動手術的優點。

●MRI

磁氣共鳴畫像的簡稱。使用強力磁氣，使得在患者體內細胞的氫原子核之陽子產生共鳴。這個反應利用電腦加以解析，映出體內斷層面的檢查法。

與只能夠橫向環切的CTSCAN不同，能夠縱切、斜切，自由選擇斷層，所以與CTSCAN併用，就能彌補卵巢癌的難直達性（不能直接觀察）的缺點，是非常好的診斷機械。

●超音波檢查

也稱為ECHO。與魚群探測機的原理相同，使用周波數較高的音波，接受

卵巢癌的CTSCAN

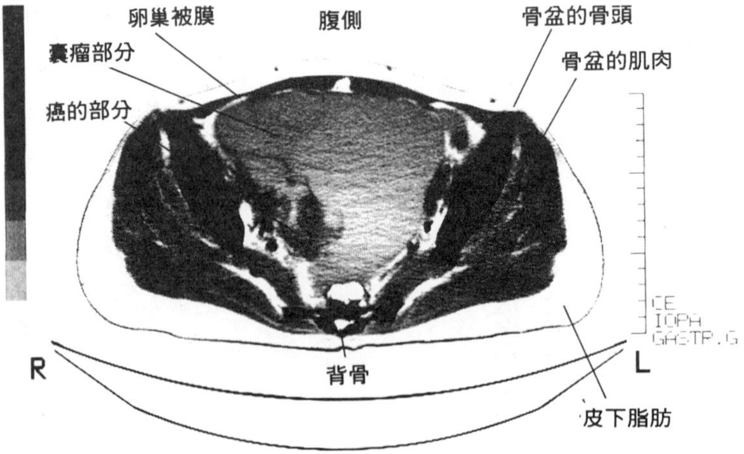

卵巢癌的超音波掃描像

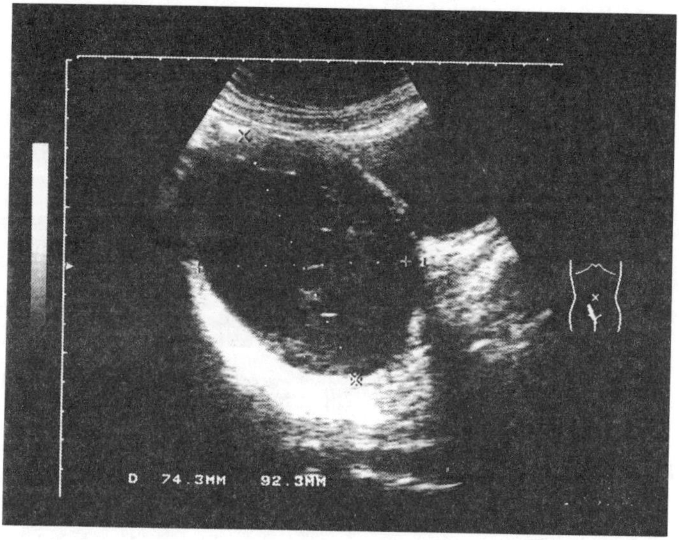
D 74.3MM 92.3MM

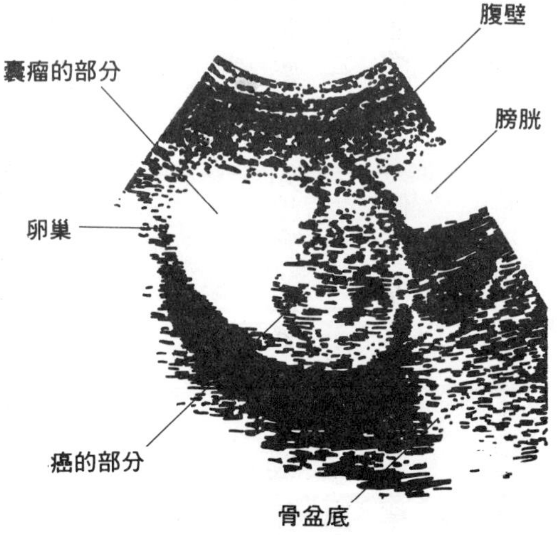
腹壁
囊瘤的部分
膀胱
卵巢
癌的部分
骨盆底

反射情報，以掌握腫瘤的存在。

不只是腫瘤。也能觀察懷孕中胎兒的發育狀況，是非常方便的器具。現在幾乎所有的婦產科醫師都有這種設備，稱為第二聽診器。卵巢癌的檢查包括由腹部表面調查的方法，以及由陰道調查的經陰道超音波檢查。

利用腫瘤標計診斷

癌細胞是否會製造出與正常細胞不同的特殊物質呢？如果會，則只要從血液和尿液中檢查出這種物質，就表示身體某處有癌細胞存在……，利用這個想法研究出來的是腫瘤標記（腫瘤抗原）。意思是「在有腫瘤的地方做了記號」成為一種標記。

當癌遺傳因子被發現時，研究者猜想是否有被誘導的特有蛋白質出現，但是遺憾的是到目前為止，並沒有發現只有癌細胞才有的腫瘤蛋白。

但是，即使正常細胞也能夠製造出來的少量物質，癌細胞卻能大量製造出來，目前已經發現了一些這一類的物質。也就是說，藉著量的差距就可以顯示腫瘤的存在。因此使得腫瘤標記實用化。

卵巢癌最著名的就是從漿液性囊腺癌所發現的ＣＡ125腫瘤標記。患者的血清中會出現高值、高頻度的標記，因此在臨床經過的追蹤上非常有用。

此外，腺癌時會出現的ＣＥＡ、肝細胞癌或卵黃囊瘤出現的ＡＦＰ、胎盤癌中的絨毛癌所分泌的荷爾蒙ｈＣＧ等，都是有名的腫瘤標記。

腫瘤標記在癌的早期時不容易檢查出來，而且對於像卵巢癌這種富於多樣性的癌，或是即使是小癌也可能大量產生標記，或者即使是大型癌卻不會產生標記等，具有這些缺點，因此在早期發現的篩選上並不適用。但用以檢查手術後的再發時，卻是非常好的指標。

不只是卵巢癌，對於子宮頸癌也是同樣地，子宮頸癌的情形，ＳＣＣ（重層扁平上皮癌抗原）物質對於進行的子宮體癌具有輔助診斷的作用。

卵巢癌的進行

卵巢癌和子宮癌同樣，依癌進行的程度分類為Ⅰ～Ⅳ期的進行度，而依病變的程度，又分為A～C。

I期＝癌僅止於卵巢內，並未轉移到其他臟器。

II期＝癌波及骨盆內，停留在輸卵管、子宮、結腸的一部分。

III期＝癌擴散在整個腹腔的狀態。

IV期＝癌越過腹腔，甚至轉移到肺、肝臟等遠隔臟器的狀態。

卵巢癌的播種性轉移非常可怕

卵巢癌在腹腔內就好像播種一樣，不斷地擴散，具有播種性轉移的特徵，這是最麻煩的一點。相信大家聽過組織培養。為了研究而以人工的方式培養細胞，事實上，女性的骨盆中具備成為組織培養容器的理想條件。溫度很好、營養狀態很好，沒有比此處更好條件的場所了。所以，如果癌細胞蔓延至此處，就會迅速擴散開來。而且腸會進行蠕動運動，蔓延的癌細胞沿著升結腸不斷往上推擠。藉著橫隔膜的呼吸運動強力吸到上方，到達橫隔膜下腔，由這裡的靜脈叢到達胸腔。

也就是說，卵巢癌會快速進行到III～IV期。這種播種性轉移會造成來不及救治疾病，導致卵巢癌的治癒力降低。

表 10　卵巢癌的國際臨床進行期分類(FIGO-1985 年)

<Ⅰ期> **卵巢內**
- ⅠA：單側性
- ⅠB：兩側性
- ⅠC：在ⅠA、ⅠB任何一種之中，被膜破綻（＋），或是有腹水存在或腹腔洗淨液內惡性細胞⊕

<Ⅱ期> **骨盆內**
- ⅡA：滲透、轉移到子宮、輸卵管
- ⅡB：滲透到其他骨盆內組織
- ⅡC：ⅡA、ⅡB任何一種中有被膜破綻（＋）或腹水存在或腹腔洗淨液內惡性細胞⊕

<Ⅲ期> **腹腔內**
- ⅢA：腹腔內播種
  後腹膜、鼠蹊淋巴節轉移（－）
- ⅢB：腹腔內播種 2cm以下
  後腹膜、鼠蹊淋巴節轉移（－）
- ⅢC：腹腔內播種 2cm以上
  或後腹膜、鼠蹊淋巴節轉移（＋）

（後腹膜、鼠蹊淋巴節轉移，即使侷限於骨盆內，
也包含了大網的病理組織學轉移）

[註]大網：腹腔內的網狀脂肪

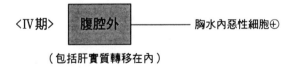

<Ⅳ期> **腹腔外** —— 胸水內惡性細胞⊕

（包括肝實質轉移在內）

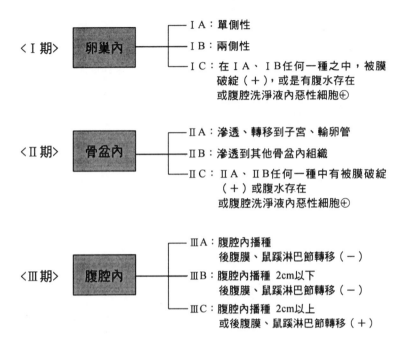

自覺症狀出現時為Ⅲ、Ⅳ期

卵巢癌的死亡率不斷增加，而且因為①屬於沒有辦法直接觀察的臟器、②具有組織多樣性的特色、③很難出現症狀、④具有播種等進展的特異性，因此很難早期發現。

但是日本婦產科學會進行各種實驗，希望早期發現，最近終於確立了好的方法。也就是說，從男性婦產科醫師的眼中看來，女性對於出血或腹部增大的反應過於遲鈍。不正常出血是一種前兆，此外，穿著的裙子由九號變為十一號時，就必須懷疑「除了中年發胖外還有其他原因嗎？」當然，除了卵巢癌之外也可能會隱藏卵巢囊瘤、腹水等各種病因。

卵巢癌的治療

基本上是動手術切除

卵巢癌的基本治療法是盡可能去除癌組織。加上使用抗癌劑的化學療法，以及

圖 5　卵巢癌的臨床進行期

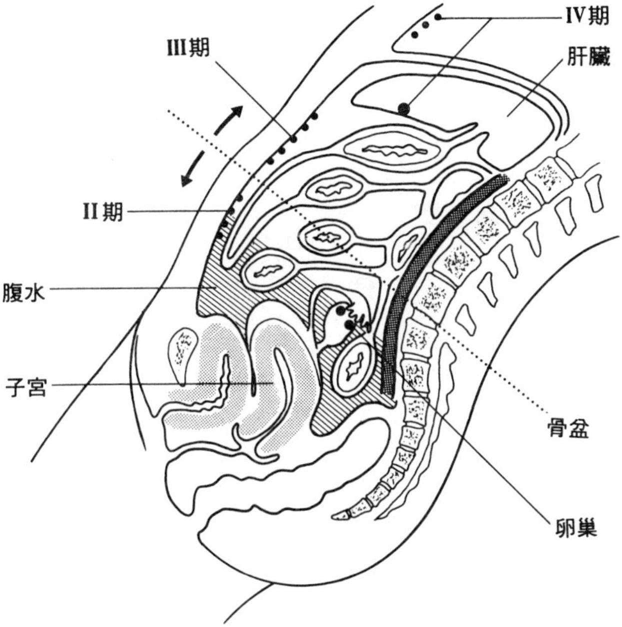

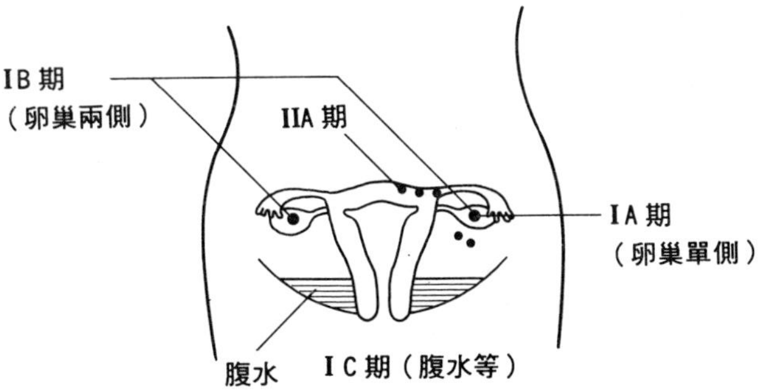

利用免疫賦活劑增強免疫力的免疫療法。

使用抗癌劑治療卵巢癌比較有效，最近已經減少放射線療法的使用了。

一般而言，原則上必須切除兩邊的卵巢、子宮、大網（腹腔內呈網狀的脂肪）。

I期時希望將來懷孕、生產的話，必須仔細調查癌的性質，只切除發生癌的一側的卵巢。如果是藉著播種而到處擴散的進行癌，沒有辦法動手術，則以化學療法為主體，這時必須先剖腹，確認腹中的狀況，再進行化學療法。利用化學療法縮小癌之後，再向手術挑戰。

化學療法已經到了CISPLATIN的時代

目前抗癌劑的種類增加，而且非常進步（表11），可以配合患者的情形而使用藥物。因此要進行「抗癌劑感受試驗」。就是在培養皿中放入患者的癌細胞以及抗癌劑，觀察效果。藉此就可以找出適合患者的抗癌劑種類，不會造成投與的浪費，而且能夠提高效果。

從八〇年代開始，卵巢癌的抗癌劑已進入了 CISPLATIN 的時代。CISPLATIN 的開發對於卵巢癌的治療而言是革命性的改變。這個藥物能提高卵巢癌患者的延命

表 11 卵巢癌化學療法
（用來治療卵巢癌的抗癌劑種類）

	一般名
烷化劑	環磷酵胺 左旋苯丙氨酸氮芥 CHLORAMBUCIL 三乙烯硫代磷酰胺 IFOSFAMIDE
代謝拮抗劑	氟尿嘧啶 TEGAFUR CARMOFUR UFT CARBOQUONE 氨基甲葉酸
植物生物 劑	硫酸長春花 硫酸長春花新
抗生素	滿黴素 PEPLEOMYCIN SULFATE 絲裂黴素 色黴素 A_3 鹽酸 DOXORUBICIN（亞德里亞黴素） 放線菌黴素
其 他	CISPLATIN CARBOPLATIN ETOPOSIDE

（根據『圖說臨床「癌」系列卵巢腫瘤、睪丸腫瘤』藥師寺道明、杉山徹）

表 12　抗癌劑的歷史

時期	年代	事項
開　始	1946 年	耐特羅真馬斯塔德的治療成績發表（Road）
黎明期	1956 年	絲裂黴素 C 的發現（秦、若木）
	1957 年	日本最初的多劑併用療法報告（齊藤、黑川）
	1963 年	最初的氮亩環素系制癌劑的發現(ARM ITALIA)
70年代		
絲裂黴素 C 時代	1970 年	CISPLATIN 的抗腫瘤性的發現(Rosenberg)
	1973 年	TEGAFUR 的經口投與的有用性報告（藤井等人）
	1977 年	CISPLATIN 的大量水分補給及利尿劑併用法開發 (Critkovic)
80年代		
CISPLATIN 時代 ↓ ?		

率，但是光靠抗癌劑目前還沒有辦法完全治療。

CISPLATIN不是單獨使用，必須採用CAP療法（CISPLATIN、環磷酵胺、亞德里亞黴素三種抗癌劑組合的化學療法），藉著多劑併用療法提高治療效果。

抗癌劑的投與方法也不斷進步。以往使用經靜脈投與法，使藥物暫時回到心臟，藉著動脈血稀釋後到達癌臟器，現在則考慮暫時讓臟器的血液，幾乎都換成抗癌劑溶液，使用這種暫時性動脈閉塞下抗癌劑動注療法（圖6）。

每一次使用時不需剖腹，就能將抗癌劑放入腹腔內，同時也採取腹水的器

圖 6　暫時的動脈閉塞下抗癌劑動注療法

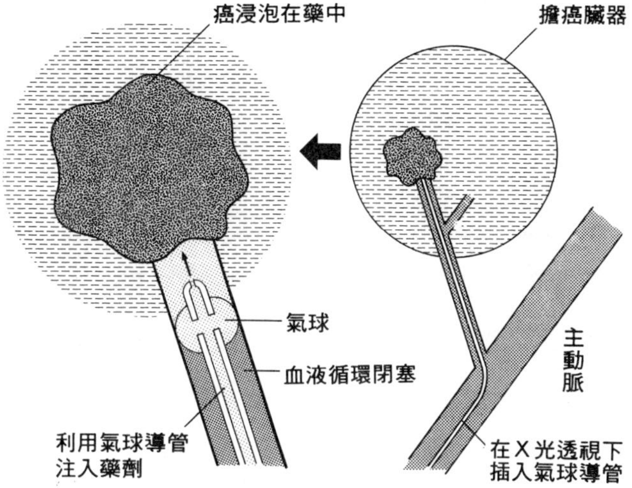

具已經開發出來了，能夠發揮威力。

當然，有效的抗癌劑的副作用也較大，子宮體癌的單元中已經為各位敘述過了，使用 CISPLATIN 也出現噁心、脫毛、腎功能障礙、骨髓機能障礙等副作用。

不過，最近投與一種能夠使白血球增加的物質「GICSF」（顆粒球菌落刺激因子）或是開發出強力的制吐劑，以及利用點滴的方式補充體內失去的電解質之良好輸液方法等，減輕了許多副作用。

何謂骨髓移植

骨髓在骨的中心部，是製造紅血球和血小板等血液成分的造血器。同時也是製造身體免疫力不可或缺的白血球。

因為治療癌而長期使用強力化學療法或放射線療法時，在擊潰癌細胞的同時也傷害了正常細胞。

其中一定會產生一種副作用，就是骨髓細胞的傷害，所以會使白血球和血小板減少。因此，身體的免疫力減退，陷入強度貧血狀態，不但沒有辦法治療，反而會促進癌細胞的增殖，或是容易罹患感染症。

為了預防這些傷害，或是盡早恢復造血能力，採用由體外注入新骨髓細胞的方法。這就是骨髓移植。

骨髓移植包括①移植他人骨髓細胞的方法，②事先採取自己的骨髓細胞保存，治療後再回到體內的自家骨髓移植的方法。

移植他人骨髓細胞時，包括提供骨髓者及接受移植者的適合性和排斥反應等問題。最好是家人中有適合的捐贈者，如果沒有，則必須在骨髓銀行登記的人之中找出適合者。現在骨髓銀行的登錄不全，而且移植手術也只能在特定的設施中進行，費用非常昂貴。

另一方面，進行自家骨髓移植，因為是自己的骨髓細胞，不會引起排斥反應，但是必須在癌擴散到骨髓之前就要採取。

由骨盆的骨髓採取的骨髓細胞，進行冷凍保存，在化學療法或放射線療法結束之後，在無菌室內以點滴的方式將骨髓注入患者的體內。

自家骨髓移植是彌補化學療法或放射線療法缺點的治療法，有待今後的推廣。

此外，目前對於血液幹細胞的想法明確後，今後也許可以從末梢血液中抽出幹細胞，使用於骨髓移植上。與採取骨髓細胞相比，能夠減輕患者的負擔。

癌的免疫療法

所謂癌的免疫療法，是藉著提高免疫這種生物體的防禦反應，以治療癌的治療法。

人類的身體當異物（抗原）侵入時，會製造抗體物質，首先必須記憶異物。當異物再度進入時，就會加以攻擊，抑制增殖或加以排除，發揮強大的力量，這就是免疫反應。

目前已經開始研究是否可利用這種免疫力排除癌細胞。但是，癌細胞是由身體內的正常細胞變化而來。所以，發現成為其原因的特定抗原很困難，人類的身體攻擊癌的抗體或抗腫瘤免疫的功能，目前還不了解。

現在注意到具有一般的生物體防禦作用的淋巴球（殺手T細胞、輔助T細胞、抑制T細胞、B淋巴球等）、巨噬細胞（貪食細胞）等，能攻擊癌細胞，因此，使用促進這些功能的免疫賦活劑。

大家所知道的免疫賦活劑有干擾素和聯鎖素。

免疫療法必須與手術療法、化學療法、放射線療法併用，而且能增強癌患者的一般抵抗力，但是卻很難判定是否具有直接攻擊癌細胞的效果。

所以，卵巢癌的治療也必須併用其他治療法，同時使用免疫賦活劑。

癌的集學治療

只要能早期發現、早期治療癌，則可以說百分之百能夠治癒，問題在於進行癌或無法確定治療法的癌。

這一類的癌很難利用一種治療法完全治癒，因此必須將治療法中有效的方法組合起來，以進行治療。

外科手術有時需要由婦科醫師和外科醫師互相合作，組合放射線療法時則需要放射線科醫師的協助。

併用骨髓移植時，連化學療法科醫師也需一起協助，甚至連病理專門醫師也要參加。

像這些專門範圍不同的醫師組合成團體，緊密聯絡以治療癌，稱為集學治療，醫師就是以這個方式發揮醫院的全部機能與癌搏鬥。

卵巢癌檢診Q&A

Q 母親曾罹患卵巢症，我也想早一點接受卵巢癌的檢診，從幾歲開始？在什麼地方可以接受檢診呢？

A 過了三十歲之後可和子宮癌檢診一併進行。

卵巢癌的發生頻度為〇・〇〇二～〇・〇三六%。參看前述的卵巢癌年代別頻度，就可以發現四十歲開始，發生率會提高。

此外，卵巢癌的發症與體質、遺傳因子有很大的關係。所以到底幾歲該接受檢診，目前還在檢討中。進行子宮癌檢診時可以詢問專門醫師。

尤其是有二等親以內的家人罹患卵巢癌時，則必須注意。

即使目前卵巢為正常的大小，也有可能發現卵巢癌。

Q 卵巢癌腫脹，不過因為在五公分以下，因此醫師說必須觀察經過。有大小的基準嗎？放任不管的話能否復原？

A 如果是良性的卵巢囊瘤時，五公分以下必須觀察經過。

你的情況可能是良性的卵巢囊瘤。利用超音波檢查或CTSCAN，發現有水積存呈袋子的狀態。以五公分為基準，五公分以下如果沒有繼續增大，腫脹會自然去除，所以必須觀察經過。

所謂經過觀察並非放任不管，而是每三個月到醫院檢查狀態，不只是內診，同時還需要進行超音波檢查及腫瘤標記檢查。

Q **懷孕中醫師診斷為卵巢囊瘤（十二公分）。可以動手術嗎？將來還能生第二個孩子嗎？**

A **進入安定期後動手術，還可以再度懷孕。**

卵巢囊瘤幾乎都是良性的，因此懷孕中可放任不管，生產後再動手術。但是囊瘤增大有流產的危機或是會阻礙生產時，則懷孕期間也可以動手術。

過了四個月進入安定期之後，即使動手術也沒有危險，而且不會對胎兒造成影響。還可以再度懷孕。

Q **罹患卵巢癌，可以留下一邊的卵巢嗎？如果留下來，這一邊再發的機率很高嗎？**

A **年輕人有時會採取留下卵巢的處置。**

一般而言，轉移到另一個卵巢的機率很高，所以原則上兩邊都必須去除。但是如果年紀較輕者，可能會留下一邊的卵巢。

與其說是仍留有懷孕的可能性，還不如說如果兩個卵巢都沒有了，由於荷爾蒙失調，會引起很大的毛病（類似更年期障礙），因此考慮後做這種處置，即使留下卵巢，但是大都會放棄懷孕的念頭。

依原發側卵巢癌狀態的不同，有時剩下一邊的卵巢必須切成薄的楔形，請病理醫師進行快速診斷（立刻檢查切除的部分），如果完全沒有發現癌細胞，才可以留下來。

Q 子宮癌或卵巢癌的腫瘤標記有效性如何？

A 有助於確認進行的子宮癌、卵巢癌的判定及治療效果。

關於腫瘤標記，請參照前面的敘述。子宮癌的情形會發現SCC腫瘤標記，卵巢癌則會發現CA125等腫瘤標記上升。

0期等初期癌，腫瘤標記大都在正常範圍內，不適合用來早期發現，如果是進行癌，則可以確認出較高數值的腫瘤標記。

此外，進行手術療法或放射線療法等，如果其數值下降到正常值時，就可以判定治療效果了。

首次治療後必須觀察經過的患者，可以將腫瘤標記數值的上下變動當成一種指標，有助於觀察經過。

Q 何謂安寧病房？

A 緩和末期癌患者痛苦的照顧病房

安寧病房以前在歐洲地區是用來讓一些參拜者或旅行者、病人等休息的休養場所。目前以末期癌無法救治的患者為對象，為了讓他在人生的最後階段有意義地度過，因此進行各種援助和護理，總稱為安寧病房。

末期癌患者大都會痛苦，因此，最重要的就是去除這些症狀。對於疼痛能夠加以處理，但是問題在於如何消除患者的不安。

如果無法在自宅療養，就必須在空間上下工夫，讓患者過正常的生活，因此最大的難題就在於是否能夠繼續經營，目前這種安寧病房仍在檢討中。

外陰癌

外陰癌是僅次於子宮癌、卵巢癌的常見疾病。主要是以過了六十歲以上的患者接受診治的例子較多，症狀包括局部的發癢感、發紅、糜爛、潰瘍形成等濕疹樣變化、局部性的腫脹或疣樣物、色素沈著或色素脫失等，雖然以前就有各種皮膚病變，但是礙於羞恥心而不敢接受檢查，只到藥局購買軟膏類長期塗抹。

這類患者非常多，也是這種疾病的特徵。

此外，肥胖、高血壓、糖尿病等患者，在這個年紀容易出現各種併發症及外陰癌，藉著泡澡習慣及衛生習慣的普及，單純的外陰發炎已經減少了，但是含有糖分的尿的附著容易引起細菌感染，所以罹患糖尿病或肥胖症的患者特別需要注意。同時內褲必須選擇不悶熱、通氣性較佳的素材製品。

九十%的外陰癌都是來自表皮細胞的重層扁平上皮癌，此外還有來自產生黑色素細胞的黑色瘤，以及來自前庭大腺等的腺癌，或是容易出現在乳腺的佩吉特病等。一般而言，外陰癌發育較慢，具有與鄰近部接觸性進展的型態。

容易與外陰癌混淆的病變，以皮膚的色別分類如下。

●紅色病變——急性發炎、念珠菌症、脂漏性皮膚炎、乾癬、毛囊炎。

●白色病變——增殖性營養障礙、硬化性苔癬、白斑症、白色症。

●褐色、黑色病變——母斑、黑痣、黑色瘤、陰部苔癬、脂漏性角化症、組織球腫。

容易與癌混淆的皮膚疾病這麼多，因此一定要好好地接受組織檢查，否則可能會忽略癌的存在。感覺異常時，立刻前往婦科受檢，不可以自行診斷而長期塗抹軟膏。

以下說明外陰癌手術與以前不同的一點。因癌的大小不同，摘除範圍不同，但是不論是單純性外陰切除術或廣泛性外陰切除術，摘除後都會留下很大的缺損部分。這個部分下方如果是骨盆時，則和乳癌的摘出疤痕同樣地，是周圍皮膚很難靠攏的場所，以前必須花費較長的時間讓肉芽組織自然形成。所以即使創傷治癒了，但是缺損部分的變形非常明顯，所以不願意和朋友一起洗澡，的確是很可憐。不過，最近隨著形成外科學的進步，情況改變了。

目前在我這裡進行的外陰手術，首先由婦科醫師進行充分的摘除術，然後立刻由形成外科的醫師利用大腿部等的皮瓣形成術修補缺損部分，看起來好像與原先的形態相同，可以進行這種重建的團體醫療。聽到患者說可以和朋友一起進行溫泉之旅，我自己也有恍如隔世的感覺。

陰道癌

占女性性器官癌的一～二％，是罕見的癌。組織學上認為子宮陰道和外陰部同樣為重層扁平上皮領域，因此，日本婦產科學會的癌處理規章上，兩者接受同樣的處置，因為屬於少見的疾病，所以缺乏治療的資料。

一般而言，陰道原發性的重層扁平上皮癌，以五十歲以上的高齡者較常見，但是如果腫瘤發生於米勒管（副中腎管）遺殘組織有關的葡萄狀肉瘤或胎兒性癌的話，則以五歲以下的幼兒容易發生。

症狀與其他的婦科癌同樣，以性交時的接觸出血為主。幼兒的情形主症狀為出血。治療法是使用手術療法，但是如果接近子宮頸部，則必須參照子宮頸癌的手術，接近外陰部則以外陰癌的手術為準。無法進行手術時，則使用放射線療法。

談及陰道癌的關係，使我想起已烯雌酚合成卵泡荷爾蒙的教訓。這是一九七一年時由美國所發表的事件，為了避孕而使用這種荷爾蒙劑，結果母親生下的女子罹患陰道癌的機率非常高。這個陰道癌是來自米勒管細胞的癌，調查結果在懷孕十八週前服用這種藥物的母親生下的女子較易罹患，所以認為就發生學的觀點而言，這種藥物會使在母親胎內的女性胎兒的性器官形成過程造成異常。

此外，即使沒有發生陰道癌，但是陰道被腺上皮覆蓋的部位較多，因此擔心從這裡展開的異形成會轉移為癌。美國的ＮＩＨ（國立衛生研究所）為了使癌發生的悲劇縮小到最低限度，因此就登記的幾百名患者持續追蹤調查。

所幸這種藥物並未流入國內，不必擔心。但這個事件也告訴我們荷爾蒙劑可怕的一面。

輸卵管癌

在婦科領域的癌之中，輸卵管癌是最罕見的癌。神奈川縣立癌中心在一九七三年後，二十年來只有六例患者。而六例中能在手術前進行診斷的只有二例而已，而四例則是懷疑可能是子宮體癌或卵巢癌等其他癌時，剖腹後才發現為輸卵管癌，所以是很難診斷的癌。

整理六例，發現平均年齡為六十二歲，都是停經後女性，為高年齡發生的癌。六例中有五例為經產婦，所以與未產、經產無關。

其中二例沒有自覺症狀，而疼痛、腹部膨脹感各有一例，性器出血、水樣性白帶為2例，尤其水樣性白帶非常頑固，與因為發炎而引起的白帶完全不同。這是因為癌的發生使得輸卵管引起留水腫，在一些自覺症狀中，會令人想起輸卵管疾病的只有這個而已。

另一項我想強調的是，沒有自覺症狀的二例發現的關鍵，是偶爾進行的子宮內膜細胞診（子宮體癌細胞診）為陽性。

原發巢六例中有三例擁有拇指頭般大以下的微小物質，而剖腹時已經轉移到腹膜或後腹膜者有五例，所以可以說是由發現到日後的管理是很困難的癌。

第五章

手術後的診療與日常生活

出院後接受檢診的方式

手術後五年內必須檢診

子宮癌患者出院後的檢診，依各設施的不同而異，在我服務的神奈川縣立癌中心，採用癌研究會附屬醫院的作法。

也就是，剛出院後第一次檢診在十～十四天內進行，第二次為一個月後，第三次則為三個月後。然後在五年經過期之前每三個月接受一次檢診，五年後每半年接受一次檢診。但是如果是卵巢癌時，必須增加檢查的頻度，以備早期發現再發。

在這期間發現異常者，必須指定下一次的檢診日。

出院後的檢診，除了觀察恢復的狀況之外，也具有預防再發的早期發現的意義。尤其是進行癌，五年內的定期檢診一定要妥善進行。但是如果是0期癌，很明顯地五年後能夠維持生存的患者，不需要每三個月進行檢診。這些人在觀察手術後復原情況之後，可以指示患者於六個月後或一年後再接受檢診。

但是，癌的治療統計僅止於五年治癒而已，因此五年內一定要接受檢診。關於這一點，最初就要向患者說明檢診的理由。

「0期時早期成功地治療後，在接下來的五年內必須接受檢診，就是為了在統計上證明早期發現、治療能夠完全治好子宮癌，因此為了晚輩們，希望你多幫忙」。不這麼說明的話，也許有些患者會認為「是否有再發的危險性」而感到擔心。

最令我佩服的是，一旦罹患癌的人對於檢診非常熱心。幾乎大部分患者都是每隔三個月前來檢診一次，如果一般人對於檢診的態度如此積極的話，相信子宮癌的治癒率更能提高。

定期檢診的內容

每次的定期檢診，必須利用內診或細胞診的方式檢查恢復的狀態，及再發、轉移的有無。疑似再發或轉移時，則必須利用窺陰鏡仔細調查，如果發現類似再發的異常時，則必須進行組織診，診斷是否為癌。

此外，進行血液檢查，調查血液沈降率和白血球、血小板的減少、貧血的有無等，及利用CEA、CA125、SCC等腫瘤標記調查是否再發。

此外，我在第一年、第三年時，為了仔細起見，會讓患者照射X光或CTSC

ＡＮ。

依患者腫瘤標記數值的不同，每位患者進行檢查的內容也不同。

進行鐳射療法後的追蹤檢查

將來希望生產的年輕女性患者，或是懷孕中動手術，大都是利用鐳射切除。

這個方法能夠留下子宮，能夠繼續懷孕，因為是部分切除，所以手術後的追蹤檢查很重要。

利用鐳射仔細調查切除的部分，確認癌的部分是否完全去除。但是事實上還是有人會偶爾再發，因此剩下的一部分一定要長期慎重地檢查。

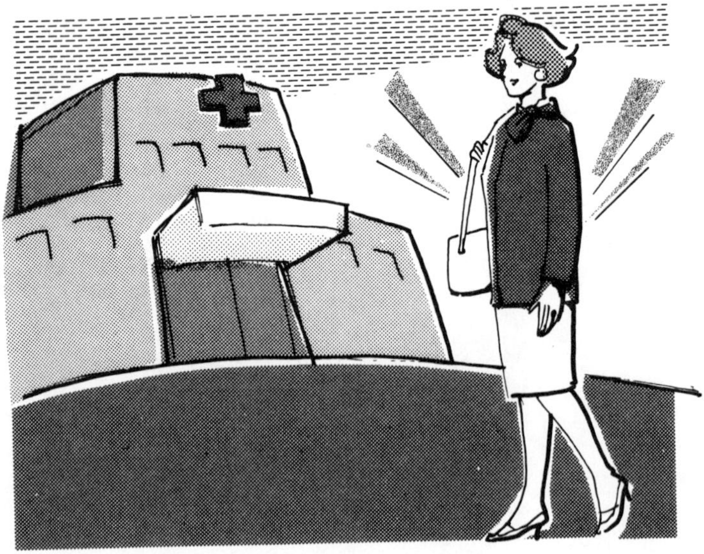

必須間隔多久進行檢診呢?依病巢較小完全切除，或是廣範圍切除後仍然擔心殘留等各種不同的情形，而採用不同的作法。因人而異，檢診的次數不同，所以要接受醫師的指示。

此外，偶爾在照射鐳射之後，子宮頸管黏連而引起閉塞。月經血因為出口被堵塞而積存，引起發炎，形成留血瘤。手術後必須注意這一點。

卵巢癌患者必須每個月進行一次檢診

卵巢癌容易再發，而且有不斷轉移的傾向，因此檢診的次數比子宮癌多，一定要仔細進行。

出院後十〜十四天進行第一次檢診，第二次則是在一個月後，而後因人而異，大約一〜二年內每個月都必須接受一次檢診。在再發率下降的第三年時，每三個月接受一次檢查，第五年後每半年接受一次檢查。

檢診的內容是，首先由醫師進行內診、直腸診。如果再發時，腫瘤標記的數值會上升，則一定要進行詳細的檢查，配合必要時則利用超音波、腹部X光、CT SCAN及MRI等進行觀察。

子宮癌、卵巢癌患者出院後的後遺症

出血、分泌物增加

接受手術者的出院後主要症狀，就是出血和分泌物增加。這是因為受到手術部分的斷端部（陰道）的肉芽組織的影響。這並非異常現象，只是傷口癒合的一個過程，所以不需要擔心。

排便、排尿障礙

因為子宮癌而接受廣泛手術的人，出院後不久會出現排尿、排便障礙的煩惱。這些障礙具有個人差異，有的人是手術後能夠順暢排尿、排便，有的人則需要花一～三年的時間才能感覺到尿意。因此，在這段期間只能一邊服用利尿劑和便秘藥，一邊自行控制。缺乏尿液的人殘尿會增加，為避免出院後引起膀胱炎，必須攝取大量水分，與尿意無關，必須定時排尿。

腳的浮腫

子宮癌因進行度的不同，為了防止轉移，必須進行完全清除骨盆內淋巴節的廓清手術。因為如網眼般的毛細血管（血管或淋巴管）全部去除了，因此，從腳上行的淋巴液失去了前往的場所，所以積存在下肢，容易引起浮腫。從大腿到小腿都會腫脹，同時大腿根部有沈重的感覺。對策請參照後面的敘述。

放射線照射所引起的皮膚變化、直腸出血、膀胱出血

放射線照射後的副作用，使得腹部皮膚發紅、刺痛、皮膚變硬、出現硬塊，或是有色素沈著的現象。治療後不久進行泡澡時，不能夠使用肥皂，也不能用毛巾擦拭。疼痛強烈時，皮膚如果潮濕，必須趕緊接受檢診。有時候可藉著抗生素或消炎酵素劑等的處方減輕症狀。

進行放射線療法時，會在各方面下工夫，保護其他臟器免於放射線的傷害，但是，在子宮前方的膀胱及在後方的直腸，如果照射到放射線，會出現和燒燙傷同樣的現象，因此會引起直腸和膀胱出血。

直腸出血時，容易出現血便，膀胱出血時會出現血尿。尤其膀胱出血時，由於小的毛細血管破裂，尿會變成紅色，令患者感到害怕，但是可以利用止血劑或電氣凝固的方式止血。

因為血尿、血便而擔心癌再發或轉移到直腸、膀胱的人很多，但是事實上這種情形很少，只要遵從醫師的指示持續治療，就能夠痊癒。

化學療法造成的白血球減少、噁心、頭昏眼花、脫毛等

如果未接受血液檢查，無法了解白血球或血小板的減少，因此一定要定期接受檢查。進行點滴注射的當天或第二天會出現噁心、頭昏眼花的現象，但持續的時間不會很長。稍遲會出現脫毛的現象，但投與抗癌劑後就會停止。

因為摘除卵巢，使得荷爾蒙平衡失調

在第三章中的子宮體癌處已經說過，女性由青春期→成熟期→更年期的變化，與卵巢分泌的荷爾蒙（雌激素與孕酮）有密切的關係。成熟期時，來自腦下垂體的卵泡刺激荷爾蒙的分泌，使得排卵前來自卵巢的雌激素、排卵後的孕酮的分泌增

多，而引起月經。到了五十歲左右，雌激素的分泌遲鈍，最後停止分泌而迎向停經期。但是，在卵巢還會生產女性荷爾蒙的時期，因為癌等而摘除的卵巢時，荷爾蒙平衡失調，因此，年輕人都可能出現更年期症狀。

這種症狀稱為欠缺卵巢症候群。症狀包括頭痛、肩膀痠痛、手僵硬、心悸、頭昏眼花、焦躁、血氣上衝、手腳冰冷症、發汗、發麻、耳鳴、失眠等，出現與更年期症狀相同的症狀。

治療法是，一個月內服或注射一次雌激素，藉此能夠暫時抑制症狀。但是，雌激素在疑似對於雌激素具有依賴性的乳癌或乳腺症可能出現時，不可以使用。

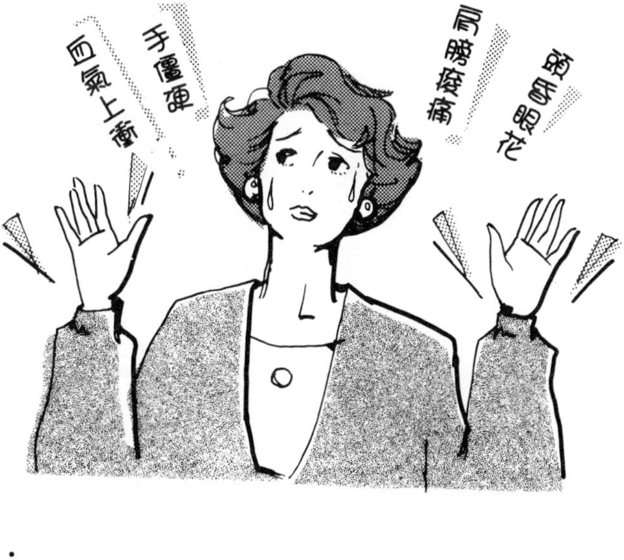

如何防止再發

手術後一～二年是再發的決勝期

子宮癌如果在0期癌時發現，就不必擔心再發的問題。因為癌並未滲透，因此利用手術去除癌之後就能完全治癒。Ia期也是同樣的情形。如果是Ib期之後的進行癌，程度越嚴重時，則肉眼看不到的轉移機率會提高，當然必須擔心再發。

再發以手術後一～二年為決勝期。如果平安地度過這段時期，則以後的再發率就很少了。因此在這段期間內，一定要妥善地進行追蹤調查，縮短檢診的間隔，經常接受檢診。卵巢癌再發的機率高於子宮癌，所以手術後一～二年，一定要頻頻接受檢診，慎重觀察經過。

無法防止再發嗎

引起再發的患者會問「我已經定期接受檢診了，為什麼會再發呢？」感到非常難過。遺憾的是，檢診無法防止再發，只是較早發現再發的方法而已。

此外，有很多人問我「有沒有防止再發的方法呢？」這也是世界各地的學者日夜研究的課題，目前並沒有明確的答案。現在進行的治療法之一，就是一種維持化學療法。也就是「利用所有可以使用的治療法，去除不良的部分，努力維持這種狀態」，是一種再發的預防法。為使可能殘留於體內的小癌鎮靜化，因此，必須長期服用較弱的抗癌劑。

再發部位與徵兆

子宮頸癌以陰道的斷端部、子宮頸部、子宮周圍的骨盆內容易再發。

子宮體癌則在陰道的斷端部和骨盆內會再發，也會轉移到外陰部。

子宮頸癌、體癌的轉移，一般而言會沿著淋巴液的循環，從骨盆內沿著傍主動脈節，其次沿著主動脈來到鎖骨下方，由此處進入靜脈系。經由肺循環引起肺轉移，經由肺循環進入大循環，轉移到骨骼或腦等。

卵巢癌會在骨盆內再發，從腹腔內轉移到全身。定期進行腫瘤標記檢查或X光檢查，就是為了迅速掌握再發或轉移的現象。

再發的徵兆，是陰道的斷端部或子宮頸部，出現帶有顏色或氣味的分泌物或出血現象。骨盆內的再發則會出現下肢浮腫、腰痛、下腹部痛等現象，如果進行到骨盆骨時，則疼痛更為嚴重。轉移到肺或內臟時，最初沒有症狀，但是衰弱的情形逐漸顯著，因為貧血而臉色不好，出現消瘦及血痰的症狀。

轉移到淋巴節時，則頸部和鼠蹊部會出現小指般大到拇指般大的滑動物。

再發的治療

關於再發的治療法，如果運氣好是單發時，利用手術去除。但是，不是單發時，則必須利用手術去除主要病巢，再利用使用抗癌劑的化學療法或放射線療法。

出院後的日常生活建議事項

盡量泡澡

我對於進行手術的患者，或接受放射線治療的患者的建議是「當做自己是去洗溫泉，在家庭中也要每天泡澡」使身體溫熱。溫泉中含有各種藥效成分，但是在家庭中泡澡也可以。泡澡能夠促進血液循環，使新陳代謝旺盛。同時能緩和肌肉及關節，去除身心的疲勞及緊張，保持肌膚的清潔。

以前戰國時代的武將武田信玄會把傷兵帶到溫泉地，進行溫泉治療，而刀傷或手術的傷口也是同樣的情形。利用泡澡使得肚臍以下的部分溫熱、保持清潔，就能使血液循環順暢，盡早形成好的肉芽，傷口迅速痊癒。手術造成的傷痕及放射線的傷痕能夠得到同樣的效果。放射線並非手術傷，就好像用散亂線燒焦了皮膚的表面一樣，為了迅速治癒，一定要利用泡澡的方式使身體充分溫熱，促進新陳代謝。我服務的醫院也指導患者進行泡澡療法。很多患者會驚訝地問道：「醫生，這麼早泡澡也不要緊嗎？」泡澡不只對於子宮癌、卵巢癌而言，對於手術後的傷口而言都是特效藥，細胞能夠形成新的組織，使得創傷完全治癒。

飲食生活方面必須充分攝取良質蛋白質

每天的飲食是使身體復原，防止癌再發的重點。尤其傷口的再生必須新的細胞才行。為了增加細胞，要大量攝取必須氨基酸。必須氨基酸在良質蛋白質中含量特多，所以要積極攝取肉、魚、蛋、乳製品、大豆、大豆製品等，在飲食中當然也要考慮與其他營養素的營養均衡問題，請參考表妥善搭配食品。

巧妙搭配食品 1 天攝取 30 種食品

		食品群	代表的食品
蛋白質供給原	1	魚貝類	魚、貝、魚加工品
		獸鳥肉類	牛肉、豬肉、雞肉等
		蛋類	雞蛋、鵪鶉蛋
		大豆製品	豆腐、油豆腐、納豆等
		其他豆類	煮豆等
礦物質、維他命供給源	2	牛乳類	牛乳
		乳製品	發酵乳等其他乳製品
		海草類	昆布、海帶芽、海苔、羊栖菜等
	3	黃綠色蔬菜	菠菜、茼蒿等
	4	淡色蔬菜	高麗菜、其他蔬菜
		蕈類	香菇、滑子蕈、玉蕈、乾香菇等
		柑橘類	橘子、柳丁、夏橙等
		其他水果	蘋果、草莓、柿子等
熱量供給源	5	穀類	飯、麵包、烏龍麵等
		芋類	甘藷、馬鈴薯等
		砂糖	
		點心類	
	6	植物性脂肪	沙拉油、植物油、乳瑪淋等
		動物性脂肪	奶油等
		種子類	花生、檟如果等
享受美味		嗜好飲料	果汁、酒類、咖啡、紅茶、綠茶等
		調味料	鹽、醬油、醋等
		香辛料	胡椒、芥末等

（根據『食品與料理的成分速見表』）

防癌 12 條

1 攝取均衡的營養。
2 每天富於變化的飲食生活。
3 避免吃得過多、控制脂肪攝取量。
4 酒適可而止。
5 盡量少抽煙。
6 攝取適量的維他命、多攝取纖維質食物。
7 少吃太鹹的食物、燙的食物冷卻後再吃。
8 避免吃烤焦的部分。
9 注意發黴的食物。
10 不要晒太陽過久。
11 適度運動。
12 保持身體的清潔。

（根據國立癌中心主編『防癌 12 條』）

由國立癌中心主編的「防癌十二條」中，所介紹的製作飲食的基本可供參考。

提高身體恢復力的手術後體操

患者在住院中會接受手術後體操的指導，出院後每天練習，就能使手術後的身體盡早復原。

提高身體恢復力的手術後體操

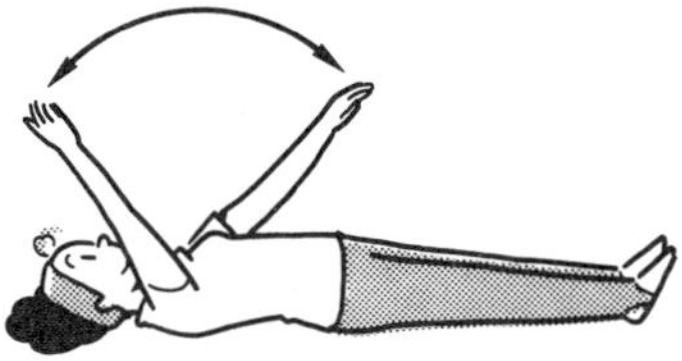

仰躺，雙臂上下擺動。

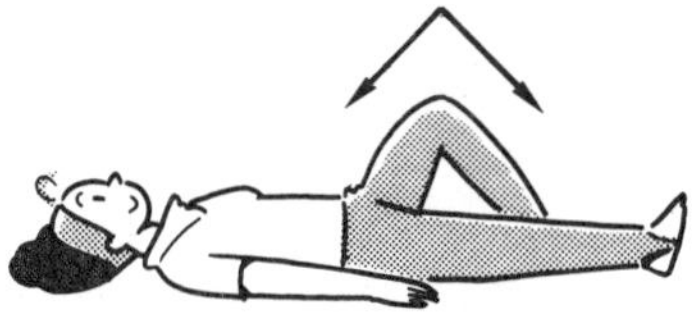

屈伸膝。

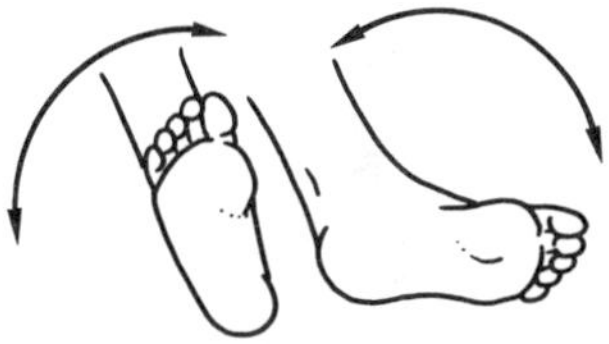

轉動腳脖子。

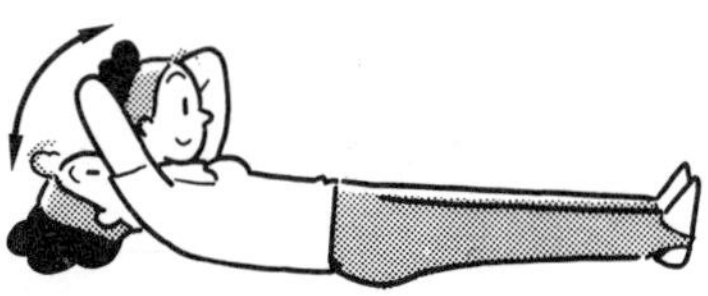

雙手交疊於頭下，看腳尖（早晚各做5次）。

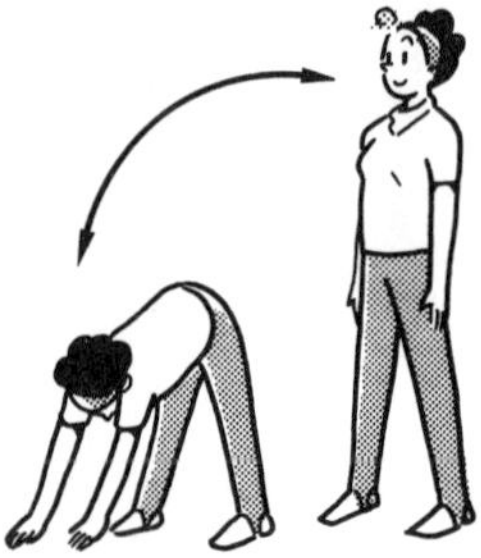

伸直背部，朝前屈伸（早晚各做5次）。

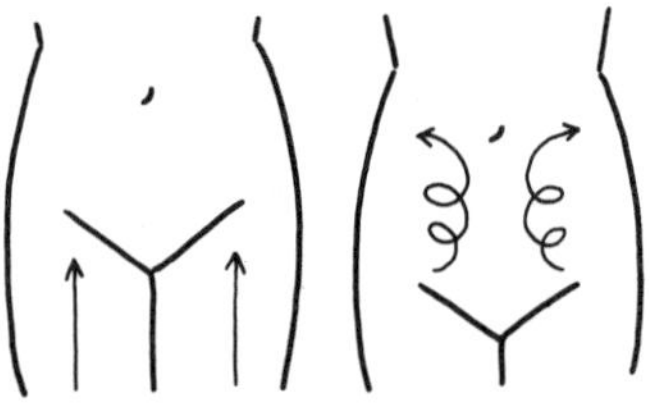

促進淋巴液循環的按摩。由末梢往大腿，再從腰往腹部，如箭頭所示朝心臟的方向進行按摩。

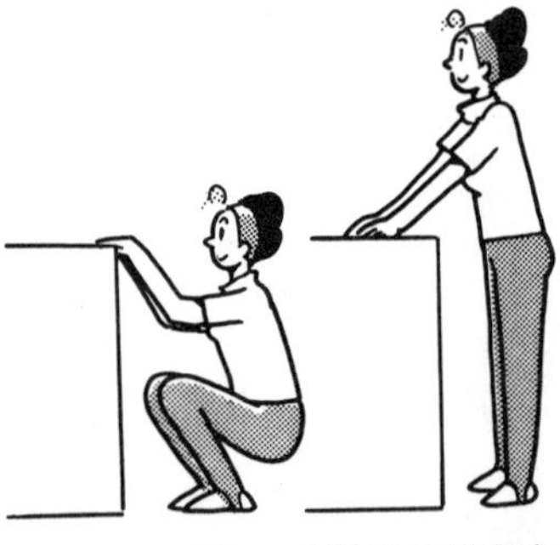

雙膝的屈伸動作。開始時扶住床或桌子進行。逐漸不扶東西也可以辦到。

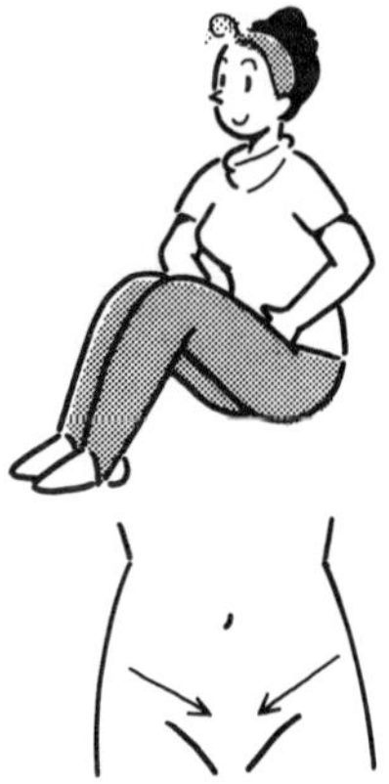

雙膝直立，用手由外側將下腹部朝中心壓，施以腹壓。有生產經驗的人可回想當時的情形試試看。

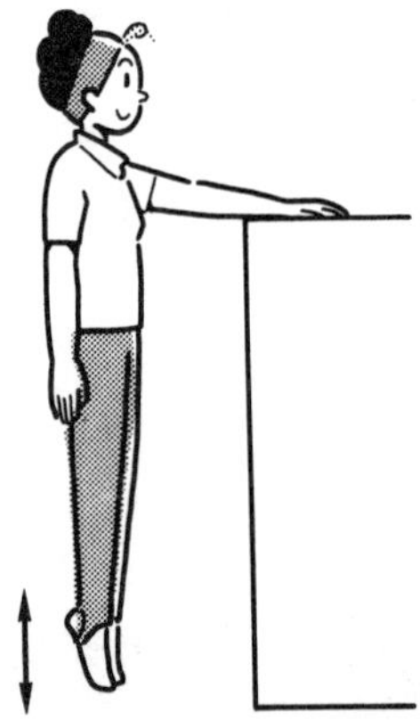

筆直站立，立起腳跟、放下腳跟（早晚各做5次）。

（根據荷見勝彥／藤本郁野共著『罹患子宮癌時』）

首先從在家中活動身體開始，疼痛和疲勞都消除時，天氣好的日子可以外出散步，逐漸增加走路的距離。淋浴於外氣中，享受日光浴，能夠使身體早日復原。可利用散步時購物。

運動方面，可在日常生活不會感覺疼痛或疲勞後開始進行。最初要避免有氧舞蹈或打網球等劇烈的運動，否則傷口會疼痛，所以剛開始時必須做輕鬆的運動，而且短時間內完成。在較早的時期可以開始打高爾夫球，但是長時間持續站立或走路時腳會浮腫，因此必須縮短距離，中途盡可能多休息。

治療腳部浮腫的工夫

先前敘述過，進行廣泛性子宮全摘除術的患者，腳容易浮腫。因此，不可以長時間保持讓下半身覺得難過的姿勢。

例如，不要連續幾個小時搭乘飛機前往海外旅行。

由於汽車內狹窄，因此如果因為塞車而長時間在汽車內保持同樣的姿勢，或是長距離駕駛等，都是應該避免的情形。此外，長時間站立或長時間正坐都不好。萬一參加葬禮而必須正坐時，必須說明自己大病初癒的情形，可以深坐在椅子上或中途伸出腳來，取得休息時間。

為了去除腳的浮腫，必須盡量躺下來。血液容易由高處流向低處，因此躺下來時可在腳上墊個墊子，將腳部墊高，使血液循環更為輕鬆。

按摩也有效。基本方法是一定要朝向心臟的方向摩擦，使得積存在末梢的血液和淋巴液容易回到心臟。因此，為了去除腳的浮腫，由末梢的指尖朝向心臟進行按摩最有效，持續到覺得舒服為止。有時候會發現患者在下肢綁彈性繃帶，這個作法具有按摩代用品的作用，值得一試。

配合復原的情形做家事

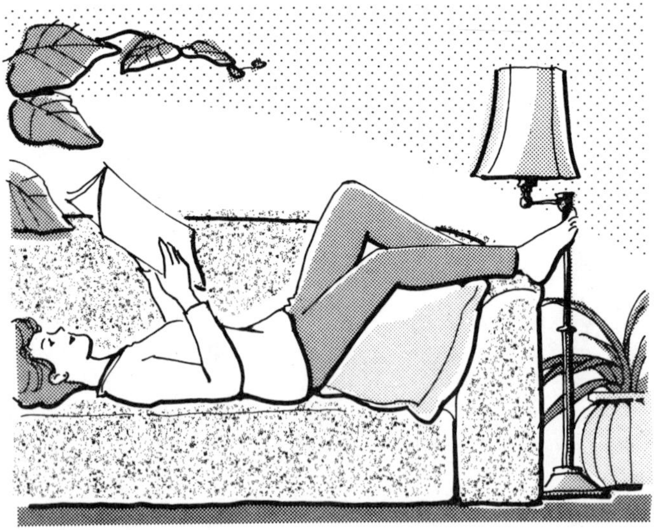

手術後的身體，患部逐漸再生之後，配合再生的情況活動。自己觀察體調，感覺勉強時就要休息，慢慢地讓身體恢復原先的生活。

家庭主婦在住院時擔心家事，擔心為家人帶來麻煩，因此不斷嘗試，可是太過勉強反而會使復原的時間延遲。

在腹肌和腹壓的感覺恢復之前，不要拿高處的東西，也不要拿重物。出院後過了一個月再慢慢習慣抱孩子的工作。如果抱孩子時肚子不會疼痛、沒有異常感時，就可以抱孩子。

購物則可配合體調，前往附近的商店購物，逐漸拉長距離。有的人為了慶祝身體復原，而前往較遠的百貨公司購物，但是一開始最好不要這麼做。

進行單純性子宮全摘除術時，出院後過了一個月，通常能做普通的家事。如果是廣泛性子宮全摘除術，則出院後三個月之前一定要好好地休息。

通常手術後半年到一年內，必須掌握自己的步調好好地度過這段時間，然後就能過著與健康人同樣的生活了。出現下肢浮腫的症狀時，大都是因為在這段期間太過於勉強所造成的。

我的患者中，有些人平安地度過了恢復期，充滿元氣地對我說：「醫師呀！現在我做什麼都不要緊了！」積極地爬山，享受人生之樂，聽到患者這麼說，我認為她們的確克服了子宮癌。

出院指導不只對患者進行，也對丈夫進行。女性大都為了家人而過度努力，身為丈夫的一定要了解這一點。

盡可能二個月後再開始性行為

摘除子宮後，傷口的復原情況如何呢？這並不像剪裁衣服，剪開的布用針線縫合就可以了，人體並沒有這麼簡單。

我們醫師的確會利用針縫合傷口，但是這只是輔助細胞間能夠迅速復原，也就是說只是外科的縫合而已。組織學上認為細胞完全復原需要花較長的時間。最初形成肉芽組織，然後從周圍開始出現上皮，上皮細胞緊密結合，最後恢復原狀。

陰道壁是由重層扁平上皮覆蓋，最初不可能形成重層扁平上皮，在肉芽組織上最初形成的上皮是薄的單層皮。必須經過二～三個月的時間，才能形成好幾層重層扁平上皮，所以，陰道壁還沒有恢復這種狀態之前，盡可能不要從事性行為。

好不容易形成的薄上皮，再給與機械的刺激，則一切又要重頭開始了。這種情形反覆出現時，會導致復原延遲的結果。因此，盡可能不要受傷，以早日痊癒，所以出院過後二個月左右，最好不要進行性行為。

雖然明白這個道理，但是人類無法長期禁慾，所以要做到這一點的確很困難。我希望各位能了解身體修復的原理，盡可能控制次數。

即使摘除子宮，也能進行性行為

相反地，因為受到摘除子宮的心理影響，因而遠離性行為的夫妻也存在。根據癌研究會附屬醫院進行的問卷調查結果，尤其年齡較高的女性出現了「趁此機會終止性行為」的消極想法。

的確，「人類不光是為了性行為而生存」，但是性行為卻是夫妻之間溝通的橋樑。性感與子宮的有無完全無關。以機能而言，只要陰道部的傷口痊癒，就能夠進行性生活了。

手術造成的心理面影響，一定要靠著夫妻間的情愛（尤其是丈夫體貼的情愛）而度過危機，開始新的性生活。

一切都要以積極的心態加以掌握，從每個月煩人的月經中解放出來，不必擔心懷孕的問題，可以盡情享受性愛之樂……。

廣泛性子宮全摘除術必須切除一部分陰道，當然滿足度會改變，但是取而代之的是保存了生命，所以是必須忍耐的事情。總之，夫妻一定要多下一點工夫，以積極的態度生活。

重返工作場所的注意事項

關於重返工作場所的問題，醫師不可能了解每位患者的工作情形，因此也很難給予建議。結論只能說「必須配合體調，不要勉強」。

很多女性為了彌補住院時落後的進度而趕緊工作，回到工作崗位後就過度努力。

擁有工作的女性通常只想到「公司……」「工作……」而忽略了自己的身體。我的建議是「公司想要的是一個健康的你，生病的你不具有任何魅力」。自己的健康必須由自己管理。公司的負責人一定不會照顧生病的你。

回到工作崗位後一～　週內，必須避免擁擠的上班時間通勤。盡可能不要全天工作，充分活用休假，讓自己的身體慢慢習慣工作。

進行廣泛性子宮全摘除術的人，腳部容易浮腫，因此如果從事站立的工作時，最好暫時提出換工作的請求。過度疲勞會使免疫機能減退，容易引起疾病再發，因此非常危險。

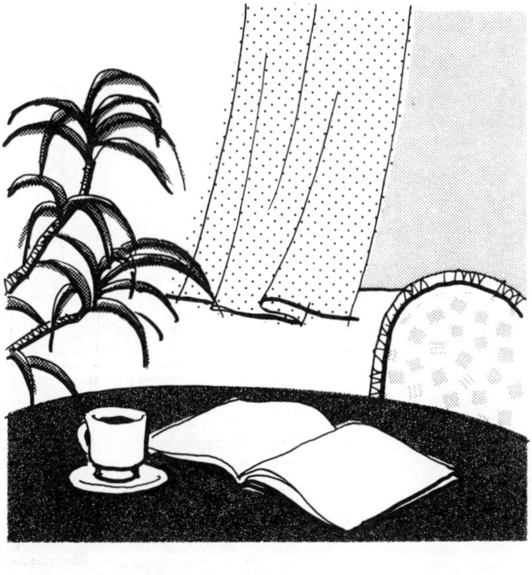

手術後生活Q&A

Q 接受廣泛性子宮全摘除術，後遺症是腳腫脹浮腫，該怎麼辦呢？

A 下點工夫促進淋巴管再生。

淋巴節廓清是為了防止癌轉移而進行的手術，將好像網眼般的毛細血管（血管或淋巴管）的網路完全去除。廓清後的骨盆連骨盆底的肌肉都看得到，除此之外什麼也沒有。

當然，由腳往上流的淋巴液沒有可去之處，因此，造成腳腫脹浮腫。過了一段時間，慢慢地副側路的網眼再生，腫脹就能逐漸消除了。年輕人的再生力較佳，年齡越大的人則必須花較多的時間。為了去除浮腫，可以使用利尿劑，但是盡可能不要使用藥品，積極實行促進再生的療法。

經常泡澡以促進血液循環，或是按摩、做體操，積極地進行復健運動。此外，多攝取良質蛋白質能夠促進毛細血管及淋巴管的再生。

最近，形成外科的醫師們開始研究建立分流管的方法。此外，比較簡單的方法就是利用彈性繃帶保護腳。

Q 為何手術後要進行溫泉療法？

A 促進血液循環，加速復原。

在先前的問題中，我建議患者泡澡，溫度療法能夠促進血液循環，使淋巴管再生，對於進行放射線照射後的復健也有好處。

但是，在家庭中泡澡也具有同樣的效果。因為並非罹患疾病需要利用硫磺泉或碳酸泉使病體復原。手術後必須避免勉強出遠門，所以可以利用簡便的家庭泡澡的方式幫助身體復原。

可是，如果想外出走走以轉換心情，也可以提高恢復力。

Q 有沒有可以提高子宮頸癌或子宮體癌手術後復原力的運動？

A 觀察體調，從輕鬆運動開始。

適度的運動和復健，同樣地能夠使手術後的身體迅速復原，可是出院後不可以做劇烈的運動。先前敘述過的手術後體操或走路、慢慢地游泳等都是適當的方法。

子宮癌不像乳癌等，具有系統化的運動療法。必須自己觀察體調，慢慢地增加適合自己的運動。

Q 子宮癌手術後，什麼時候可以開始進行性行為？

A 陰道壁需要二～三個月的時間才能復原，在這段期間內不要進行性行為。

先前已敘述過手術後陰道部的復原情形。

陰道壁的細胞互相附著，最初形成肉芽組織，然後再從其上方開始形成上皮。最初是單層的薄皮，所以需要二～三個月的時間，細胞不斷地堆積才能形成重層扁平上皮。最理想的方式是在這段時間之前不要進行性行為等機械的行為。了解理由之後盡可能控制次數。

Q 進行廣泛性子宮全摘除術，切除了三分之一的陰道部，對於性行為會不會造成影響呢？

A 能夠換回一命，但多少會造成影響，必須忍耐。

手術後陰道變成較淺，也許沒有辦法恢復手術前的性的滿足感。但是，性並非人生的一切，能夠保留性命已經很幸運了，因此必須忍耐，夫妻可以在其他方面找尋生存的意義。

Q 完全摘除子宮後，擔心會變成男人般的身體，感到不安……？

A 連卵巢一併摘除時會出現更年期症狀，但是身體和性格不會像男性

摘除子宮與摘除卵巢不同。單純性子宮全摘除術和廣泛性子宮全摘除術都會造成無月經，但是有卵巢時對荷爾蒙不會造成影響。

但是，如果子宮和製造荷爾蒙環境的卵巢一併去除，或是卵巢照射放射線時，則與年齡無關，年輕人也會出現更年期障礙。

年輕人的子宮頸癌如果未出現轉移現象，還是可以留下卵巢，就不必擔心這些問題了。

但是罹患子宮體癌時，大都會連卵巢一併摘除，所以即使年輕女性也會出現更年期症狀，但是體形和性格不會像男性。

Q 接受子宮頸癌手術後，和調職的丈夫一起前往海外。在海外如何接受檢查和診察呢？

A 先進國家的醫療水準和我國相同，不必擔心。

如果不是前往非洲沙漠或西藏山中等醫療設備較差的地方，則針對子宮頸癌的治療，與我國的水準相同，可以請國內的主治醫師開立英文診斷書，前往他地進行治療時就不必擔心了。

如果在海外有分公司的團體，大都有專屬醫師，或是位於當地的國人商量也是辦法之一。

為了詳細敘述本身的身體狀況，還是得先學好前往地的語文。

至於保險的問題，如果前往美國等地而沒有保險時，則需花費相當大的醫療費。本身有保險時，只適用於門診或是連住院都適用，則依各國別不同而有所不同，因此一定要先調查清楚。

大展出版社有限公司
品冠文化出版社

圖書目錄

地址：台北市北投區（石牌）致遠一路二段 12 巷 1 號
電話：(02) 28236031 28236033 28233123
郵撥：01669551＜大展＞ 19346241＜品冠＞
傳真：(02) 28272069

・熱門新知・品冠編號 67

1.	圖解基因與 DNA	（精）	中原英臣主編	230 元
2.	圖解人體的神奇	（精）	米山公啟主編	230 元
3.	圖解腦與心的構造	（精）	永田和哉主編	230 元
4.	圖解科學的神奇	（精）	鳥海光弘主編	230 元
5.	圖解數學的神奇	（精）	柳 谷 晃著	250 元
6.	圖解基因操作	（精）	海老原充主編	230 元
7.	圖解後基因組	（精）	才園哲人著	230 元
8.	圖解再生醫療的構造與未來		才園哲人著	230 元
9.	圖解保護身體的免疫構造		才園哲人著	230 元
10.	90 分鐘了解尖端技術的結構		志村幸雄著	280 元

・名人選輯・品冠編號 671

1.	佛洛伊德	傅陽主編	200 元

・圍棋輕鬆學・品冠編號 68

1.	圍棋六日通	李曉佳編著	160 元
2.	布局的對策	吳玉林等編著	250 元
3.	定石的運用	吳玉林等編著	280 元

・象棋輕鬆學・品冠編號 69

1.	象棋開局精要	方長勤審校	280 元

・生活廣場・品冠編號 61

1.	366 天誕生星	李芳黛譯	280 元
2.	366 天誕生花與誕生石	李芳黛譯	280 元
3.	科學命相	淺野八郎著	220 元
4.	已知的他界科學	陳蒼杰譯	220 元
5.	開拓未來的他界科學	陳蒼杰譯	220 元
6.	世紀末變態心理犯罪檔案	沈永嘉譯	240 元

7. 366 天開運年鑑　林廷宇編著　230 元
8. 色彩學與你　野村順一著　230 元
9. 科學手相　淺野八郎著　230 元
10. 你也能成為戀愛高手　柯富陽編著　220 元
11. 血型與十二星座　許淑瑛編著　230 元
12. 動物測驗—人性現形　淺野八郎著　200 元
13. 愛情、幸福完全自測　淺野八郎著　200 元
14. 輕鬆攻佔女性　趙奕世編著　230 元
15. 解讀命運密碼　郭宗德著　200 元
16. 由客家了解亞洲　高木桂藏著　220 元

・女醫師系列・品冠編號 62

1. 子宮內膜症　國府田清子著　200 元
2. 子宮肌瘤　黑島淳子著　200 元
3. 上班女性的壓力症候群　池下育子著　200 元
4. 漏尿、尿失禁　中田真木著　200 元
5. 高齡生產　大鷹美子著　200 元
6. 子宮癌　上坊敏子著　200 元
7. 避孕　早乙女智子著　200 元
8. 不孕症　中村春根著　200 元
9. 生理痛與生理不順　堀口雅子著　200 元
10. 更年期　野末悅子著　200 元

・傳統民俗療法・品冠編號 63

1. 神奇刀療法　潘文雄著　200 元
2. 神奇拍打療法　安在峰著　200 元
3. 神奇拔罐療法　安在峰著　200 元
4. 神奇艾灸療法　安在峰著　200 元
5. 神奇貼敷療法　安在峰著　200 元
6. 神奇薰洗療法　安在峰著　200 元
7. 神奇耳穴療法　安在峰著　200 元
8. 神奇指針療法　安在峰著　200 元
9. 神奇藥酒療法　安在峰著　200 元
10. 神奇藥茶療法　安在峰著　200 元
11. 神奇推拿療法　張貴荷著　200 元
12. 神奇止痛療法　漆 浩 著　200 元
13. 神奇天然藥食物療法　李琳編著　200 元
14. 神奇新穴療法　吳德華編著　200 元
15. 神奇小針刀療法　韋丹主編　200 元

・常見病藥膳調養叢書・品冠編號 631

1. 脂肪肝四季飲食　蕭守貴著　200 元
2. 高血壓四季飲食　秦玖剛著　200 元
3. 慢性腎炎四季飲食　魏從強著　200 元
4. 高脂血症四季飲食　薛輝著　200 元
5. 慢性胃炎四季飲食　馬秉祥著　200 元
6. 糖尿病四季飲食　王耀獻著　200 元
7. 癌症四季飲食　李忠著　200 元
8. 痛風四季飲食　魯焰主編　200 元
9. 肝炎四季飲食　王虹等著　200 元
10. 肥胖症四季飲食　李偉等著　200 元
11. 膽囊炎、膽石症四季飲食　謝春娥著　200 元

・彩色圖解保健・品冠編號 64

1. 瘦身　主婦之友社　300 元
2. 腰痛　主婦之友社　300 元
3. 肩膀痠痛　主婦之友社　300 元
4. 腰、膝、腳的疼痛　主婦之友社　300 元
5. 壓力、精神疲勞　主婦之友社　300 元
6. 眼睛疲勞、視力減退　主婦之友社　300 元

・休閒保健叢書・品冠編號 641

1. 瘦身保健按摩術　聞慶漢主編　200 元
2. 顏面美容保健按摩術　聞慶漢主編　200 元

・心想事成・品冠編號 65

1. 魔法愛情點心　結城莫拉著　120 元
2. 可愛手工飾品　結城莫拉著　120 元
3. 可愛打扮 & 髮型　結城莫拉著　120 元
4. 撲克牌算命　結城莫拉著　120 元

・少年偵探・品冠編號 66

1. 怪盜二十面相　（精）　江戶川亂步著　特價 189 元
2. 少年偵探團　（精）　江戶川亂步著　特價 189 元
3. 妖怪博士　（精）　江戶川亂步著　特價 189 元
4. 大金塊　（精）　江戶川亂步著　特價 230 元
5. 青銅魔人　（精）　江戶川亂步著　特價 230 元
6. 地底魔術王　（精）　江戶川亂步著　特價 230 元
7. 透明怪人　（精）　江戶川亂步著　特價 230 元

8. 怪人四十面相 （精） 江戶川亂步著 特價 230 元
9. 宇宙怪人 （精） 江戶川亂步著 特價 230 元
10. 恐怖的鐵塔王國 （精） 江戶川亂步著 特價 230 元
11. 灰色巨人 （精） 江戶川亂步著 特價 230 元
12. 海底魔術師 （精） 江戶川亂步著 特價 230 元
13. 黃金豹 （精） 江戶川亂步著 特價 230 元
14. 魔法博士 （精） 江戶川亂步著 特價 230 元
15. 馬戲怪人 （精） 江戶川亂步著 特價 230 元
16. 魔人銅鑼 （精） 江戶川亂步著 特價 230 元
17. 魔法人偶 （精） 江戶川亂步著 特價 230 元
18. 奇面城的秘密 （精） 江戶川亂步著 特價 230 元
19. 夜光人 （精） 江戶川亂步著 特價 230 元
20. 塔上的魔術師 （精） 江戶川亂步著 特價 230 元
21. 鐵人Q （精） 江戶川亂步著 特價 230 元
22. 假面恐怖王 （精） 江戶川亂步著 特價 230 元
23. 電人M （精） 江戶川亂步著 特價 230 元
24. 二十面相的詛咒 （精） 江戶川亂步著 特價 230 元
25. 飛天二十面相 （精） 江戶川亂步著 特價 230 元
26. 黃金怪獸 （精） 江戶川亂步著 特價 230 元

・武 術 特 輯・大展編號 10

1. 陳式太極拳入門 馮志強編著 180 元
2. 武式太極拳 郝少如編著 200 元
3. 中國跆拳道實戰 100 例 岳維傳著 220 元
4. 教門長拳 蕭京凌編著 150 元
5. 跆拳道 蕭京凌編譯 180 元
6. 正傳合氣道 程曉鈴譯 200 元
7. 實用雙節棍 吳志勇編著 200 元
8. 格鬥空手道 鄭旭旭編著 200 元
9. 實用跆拳道 陳國榮編著 200 元
10. 武術初學指南 李文英、解守德編著 250 元
11. 泰國拳 陳國榮著 180 元
12. 中國式摔跤 黃 斌編著 180 元
13. 太極劍入門 李德印編著 180 元
14. 太極拳運動 運動司編 250 元
15. 太極拳譜 清・王宗岳等著 280 元
16. 散手初學 冷 峰編著 200 元
17. 南拳 朱瑞琪編著 180 元
18. 吳式太極劍 王培生著 200 元
19. 太極拳健身與技擊 王培生著 250 元
20. 秘傳武當八卦掌 狄兆龍著 250 元
21. 太極拳論譚 沈 壽著 250 元
22. 陳式太極拳技擊法 馬 虹著 250 元

23. 二十四式/三十二式太極拳/劍	闞桂香著	180 元
24. 楊式秘傳 129 式太極長拳	張楚全著	280 元
25. 楊式太極拳架詳解	林炳堯著	280 元
26. 華佗五禽劍	劉時榮著	180 元
27. 太極拳基礎講座：基本功與簡化 24 式	李德印著	250 元
28. 武式太極拳精華	薛乃印著	200 元
29. 陳式太極拳拳理闡微	馬　虹著	350 元
30. 陳式太極拳體用全書	馬　虹著	400 元
31. 張三豐太極拳	陳占奎著	200 元
32. 中國太極推手	張　山主編	300 元
33. 48 式太極拳入門	門惠豐編著	220 元
34. 太極拳奇人奇功	嚴翰秀編著	250 元
35. 心意門秘籍	李新民編著	220 元
36. 三才門乾坤戊己功	王培生編著	220 元
37. 武式太極劍精華＋VCD	薛乃印編著	350 元
38. 楊式太極拳	傅鐘文演述	200 元
39. 陳式太極拳、劍 36 式	闞桂香編著	250 元
40. 正宗武式太極拳	薛乃印著	220 元
41. 杜元化＜太極拳正宗＞考析	王海洲等著	300 元
42. ＜珍貴版＞陳式太極拳	沈家楨著	280 元
43. 24 式太極拳＋VCD	中國國家體育總局著	350 元
44. 太極推手絕技	安在峰編著	250 元
45. 孫祿堂武學錄	孫祿堂著	300 元
46. ＜珍貴本＞陳式太極拳精選	馮志強著	280 元
47. 武當趙堡太極拳小架	鄭悟清傳授	250 元
48. 太極拳習練知識問答	邱丕相主編	220 元
49. 八法拳 八法槍	武世俊著	220 元
50. 地趟拳＋VCD	張憲政著	350 元
51. 四十八式太極拳＋DVD	楊　靜演示	400 元
52. 三十二式太極劍＋VCD	楊　靜演示	300 元
53. 隨曲就伸 中國太極拳名家對話錄	余功保著	300 元
54. 陳式太極拳五功八法十三勢	闞桂香著	200 元
55. 六合螳螂拳	劉敬儒等著	280 元
56. 古本新探華佗五禽戲	劉時榮編著	180 元
57. 陳式太極拳養生功＋VCD	陳正雷著	350 元
58. 中國循經太極拳二十四式教程	李兆生著	300 元
59. ＜珍貴本＞太極拳研究	唐豪・顧留馨著	250 元
60. 武當三豐太極拳	劉嗣傳著	300 元
61. 楊式太極拳體用圖解	崔仲三編著	400 元
62. 太極十三刀	張耀忠編著	230 元
63. 和式太極拳譜＋VCD	和有祿編著	450 元
64. 太極內功養生術	關永年著	300 元
65. 養生太極推手	黃康輝編著	280 元
66. 太極推手秘傳	安在峰編著	300 元

67. 楊少侯太極拳用架真詮	李璉編著	280 元
68. 細說陰陽相濟的太極拳	林冠澄著	350 元
69. 太極內功解祕	祝大彤編著	280 元
70. 簡易太極拳健身功	王建華著	180 元
71. 楊氏太極拳真傳	趙斌等著	380 元
72. 李子鳴傳梁式直趟八卦六十四散手掌	張全亮編著	200 元
73. 炮捶 陳式太極拳第二路	顧留馨著	330 元
74. 太極推手技擊傳真	王鳳鳴編著	300 元
75. 傳統五十八式太極劍	張楚全編著	200 元
76. 新編太極拳對練	曾乃梁編著	280 元
77. 意拳拳學	王薌齋創始	280 元
78. 心意拳練功竅要	馬琳璋著	300 元
79. 形意拳搏擊的理與法	買正虎編著	300 元
80. 拳道功法學	李玉柱編著	300 元
81. 精編陳式太極拳拳劍刀	武世俊編著	300 元
82. 現代散打	梁亞東編著	200 元
83. 形意拳械精解（上）	邸國勇編著	480 元
84. 形意拳械精解（下）	邸國勇編著	480 元

・彩色圖解太極武術・大展編號 102

1. 太極功夫扇	李德印編著	220 元
2. 武當太極劍	李德印編著	220 元
3. 楊式太極劍	李德印編著	220 元
4. 楊式太極刀	王志遠著	220 元
5. 二十四式太極拳（楊式）＋VCD	李德印編著	350 元
6. 三十二式太極劍（楊式）＋VCD	李德印編著	350 元
7. 四十二式太極劍＋VCD	李德印編著	350 元
8. 四十二式太極拳＋VCD	李德印編著	350 元
9. 16 式太極拳 18 式太極劍＋VCD	崔仲三著	350 元
10. 楊氏 28 式太極拳＋VCD	趙幼斌著	350 元
11. 楊式太極拳 40 式＋VCD	宗維潔編著	350 元
12. 陳式太極拳 56 式＋VCD	黃康輝等著	350 元
13. 吳式太極拳 45 式＋VCD	宗維潔編著	350 元
14. 精簡陳式太極拳 8 式、16 式	黃康輝編著	220 元
15. 精簡吳式太極拳<36 式拳架・推手>	柳恩久主編	220 元
16. 夕陽美功夫扇	李德印著	220 元
17. 綜合 48 式太極拳＋VCD	竺玉明編著	350 元
18. 32 式太極拳（四段）	宗維潔演示	220 元
19. 楊氏 37 式太極拳＋VCD	趙幼斌著	350 元
20. 楊氏 51 式太極劍＋VCD	趙幼斌著	350 元

・國際武術競賽套路・大展編號 103

1.	長拳	李巧玲執筆	220 元
2.	劍術	程慧琨執筆	220 元
3.	刀術	劉同為執筆	220 元
4.	槍術	張躍寧執筆	220 元
5.	棍術	殷玉柱執筆	220 元

・簡化太極拳・大展編號 104

1.	陳式太極拳十三式	陳正雷編著	200 元
2.	楊式太極拳十三式	楊振鐸編著	200 元
3.	吳式太極拳十三式	李秉慈編著	200 元
4.	武式太極拳十三式	喬松茂編著	200 元
5.	孫式太極拳十三式	孫劍雲編著	200 元
6.	趙堡太極拳十三式	王海洲編著	200 元

・導引養生功・大展編號 105

1.	疏筋壯骨功＋VCD	張廣德著	350 元
2.	導引保建功＋VCD	張廣德著	350 元
3.	頤身九段錦＋VCD	張廣德著	350 元
4.	九九還童功＋VCD	張廣德著	350 元
5.	舒心平血功＋VCD	張廣德著	350 元
6.	益氣養肺功＋VCD	張廣德著	350 元
7.	養生太極扇＋VCD	張廣德著	350 元
8.	養生太極棒＋VCD	張廣德著	350 元
9.	導引養生形體詩韻＋VCD	張廣德著	350 元
10.	四十九式經絡動功＋VCD	張廣德著	350 元

・中國當代太極拳名家名著・大展編號 106

1.	李德印太極拳規範教程	李德印著	550 元
2.	王培生吳式太極拳詮真	王培生著	500 元
3.	喬松茂武式太極拳詮真	喬松茂著	450 元
4.	孫劍雲孫式太極拳詮真	孫劍雲著	350 元
5.	王海洲趙堡太極拳詮真	王海洲著	500 元
6.	鄭琛太極拳道詮真	鄭琛著	450 元
7.	沈壽太極拳文集	沈壽著	630 元

・古代健身功法・大展編號 107

1.	練功十八法	蕭凌編著	200 元
2.	十段錦運動	劉時榮編著	180 元
3.	二十八式長壽健身操	劉時榮著	180 元
4.	三十二式太極雙扇	劉時榮著	160 元

・太極跤・大展編號 108

1.	太極防身術	郭慎著	300 元
2.	擒拿術	郭慎著	280 元
3.	中國式摔角	郭慎著	350 元

・原地太極拳系列・大展編號 11

1.	原地綜合太極拳 24 式	胡啟賢創編	220 元
2.	原地活步太極拳 42 式	胡啟賢創編	200 元
3.	原地簡化太極拳 24 式	胡啟賢創編	200 元
4.	原地太極拳 12 式	胡啟賢創編	200 元
5.	原地青少年太極拳 22 式	胡啟賢創編	220 元

・名師出高徒・大展編號 111

1.	武術基本功與基本動作	劉玉萍編著	200 元
2.	長拳入門與精進	吳彬等著	220 元
3.	劍術刀術入門與精進	楊柏龍等著	220 元
4.	棍術、槍術入門與精進	邱丕相編著	220 元
5.	南拳入門與精進	朱瑞琪編著	220 元
6.	散手入門與精進	張山等著	220 元
7.	太極拳入門與精進	李德印編著	280 元
8.	太極推手入門與精進	田金龍編著	220 元

・實用武術技擊・大展編號 112

1.	實用自衛拳法	溫佐惠著	250 元
2.	搏擊術精選	陳清山等著	220 元
3.	秘傳防身絕技	程崑彬著	230 元
4.	振藩截拳道入門	陳琦平著	220 元
5.	實用擒拿法	韓建中著	220 元
6.	擒拿反擒拿 88 法	韓建中著	250 元
7.	武當秘門技擊術入門篇	高翔著	250 元
8.	武當秘門技擊術絕技篇	高翔著	250 元
9.	太極拳實用技擊法	武世俊著	220 元
10.	奪凶器基本技法	韓建中著	220 元

11. 峨眉拳實用技擊法	吳信良著	300 元
12. 武當拳法實用制敵術	賀春林主編	300 元
13. 詠春拳速成搏擊術訓練	魏峰編著	元
14. 詠春拳高級格鬥訓練	魏峰編著	元

・中國武術規定套路・大展編號 113

1. 螳螂拳	中國武術系列	300 元
2. 劈掛拳	規定套路編寫組	300 元
3. 八極拳	國家體育總局	250 元
4. 木蘭拳	國家體育總局	230 元

・中華傳統武術・大展編號 114

1. 中華古今兵械圖考	裴錫榮主編	280 元
2. 武當劍	陳湘陵編著	200 元
3. 梁派八卦掌（老八掌）	李子鳴遺著	220 元
4. 少林 72 藝與武當 36 功	裴錫榮主編	230 元
5. 三十六把擒拿	佐藤金兵衛主編	200 元
6. 武當太極拳與盤手 20 法	裴錫榮主編	220 元
7. 錦八手拳學	楊永著	280 元
8. 自然門功夫精義	陳懷信編著	500 元
9. 八極拳珍傳	王世泉著	330 元
10. 通臂二十四勢	郭瑞祥主編	280 元

・少林功夫・大展編號 115

1. 少林打擂秘訣	德虔、素法編著	300 元
2. 少林三大名拳 炮拳、大洪拳、六合拳	門惠豐等著	200 元
3. 少林三絕 氣功、點穴、擒拿	德虔編著	300 元
4. 少林怪兵器秘傳	素法等著	250 元
5. 少林護身暗器秘傳	素法等著	220 元
6. 少林金剛硬氣功	楊維編著	250 元
7. 少林棍法大全	德虔、素法編著	250 元
8. 少林看家拳	德虔、素法編著	250 元
9. 少林正宗七十二藝	德虔、素法編著	280 元
10. 少林瘋魔棍闡宗	馬德著	250 元
11. 少林正宗太祖拳法	高翔著	280 元
12. 少林拳技擊入門	劉世君編著	220 元
13. 少林十路鎮山拳	吳景川主編	300 元
14. 少林氣功祕集	釋德虔編著	220 元
15. 少林十大武藝	吳景川主編	450 元
16. 少林飛龍拳	劉世君著	200 元
17. 少林武術理論	徐勤燕等著	200 元

・迷蹤拳系列・ 大展編號 116

1.	迷蹤拳（一）+VCD	李玉川編著	350 元
2.	迷蹤拳（二）+VCD	李玉川編著	350 元
3.	迷蹤拳（三）	李玉川編著	250 元
4.	迷蹤拳（四）+VCD	李玉川編著	580 元
5.	迷蹤拳（五）	李玉川編著	250 元
6.	迷蹤拳（六）	李玉川編著	300 元
7.	迷蹤拳（七）	李玉川編著	300 元
8.	迷蹤拳（八）	李玉川編著	300 元

・截拳道入門・ 大展編號 117

1.	截拳道手擊技法	舒建臣編著	230 元
2.	截拳道腳踢技法	舒建臣編著	230 元
3.	截拳道擒跌技法	舒建臣編著	230 元
4.	截拳道攻防技法	舒建臣編著	230 元
5.	截拳道連環技法	舒建臣編著	230 元

・道 學 文 化・大展編號 12

1.	道在養生：道教長壽術	郝勤等著	250 元
2.	龍虎丹道：道教內丹術	郝勤著	300 元
3.	天上人間：道教神仙譜系	黃德海著	250 元
4.	步罡踏斗：道教祭禮儀典	張澤洪著	250 元
5.	道醫窺秘：道教醫學康復術	王慶餘等著	250 元
6.	勸善成仙：道教生命倫理	李剛著	250 元
7.	洞天福地：道教宮觀勝境	沙銘壽著	250 元
8.	青詞碧簫：道教文學藝術	楊光文等著	250 元
9.	沈博絕麗：道教格言精粹	朱耕發等著	250 元

・易 學 智 慧・大展編號 122

1.	易學與管理	余敦康主編	250 元
2.	易學與養生	劉長林等著	300 元
3.	易學與美學	劉綱紀等著	300 元
4.	易學與科技	董光壁著	280 元
5.	易學與建築	韓增祿著	280 元
6.	易學源流	鄭萬耕著	280 元
7.	易學的思維	傅雲龍等著	250 元
8.	周易與易圖	李申著	250 元
9.	中國佛教與周易	王仲堯著	350 元
10.	易學與儒學	任俊華著	350 元
11.	易學與道教符號揭秘	詹石窗著	350 元

12. 易傳通論	王博著	250 元
13. 談古論今說周易	龐鈺龍著	280 元
14. 易學與史學	吳懷祺著	230 元
15. 易學與天文學	盧央著	230 元
16. 易學與生態環境	楊文衡著	230 元
17. 易學與中國傳統醫學	蕭漢明著	280 元
18. 易學與人文	羅熾等著	280 元

・神 算 大 師・大展編號 123

1. 劉伯溫神算兵法	應涵編著	280 元
2. 姜太公神算兵法	應涵編著	280 元
3. 鬼谷子神算兵法	應涵編著	280 元
4. 諸葛亮神算兵法	應涵編著	280 元

・鑑 往 知 來・大展編號 124

1. 《三國志》給現代人的啟示	陳羲主編	220 元
2. 《史記》給現代人的啟示	陳羲主編	220 元
3. 《論語》給現代人的啟示	陳羲主編	220 元
4. 《孫子》給現代人的啟示	陳羲主編	220 元
5. 《唐詩選》給現代人的啟示	陳羲主編	220 元
6. 《菜根譚》給現代人的啟示	陳羲主編	220 元
7. 《百戰奇略》給現代人的啟示	陳羲主編	250 元

・秘傳占卜系列・大展編號 14

1. 手相術	淺野八郎著	180 元
2. 人相術	淺野八郎著	180 元
3. 西洋占星術	淺野八郎著	180 元
4. 中國神奇占卜	淺野八郎著	150 元
5. 夢判斷	淺野八郎著	150 元
7. 法國式血型學	淺野八郎著	150 元
8. 靈感、符咒學	淺野八郎著	150 元
10. ESP 超能力占卜	淺野八郎著	150 元
11. 猶太數的秘術	淺野八郎著	150 元
13. 塔羅牌預言秘法	淺野八郎著	200 元

・趣味心理講座・大展編號 15

1. 性格測驗（1） 探索男與女	淺野八郎著	140 元
2. 性格測驗（2） 透視人心奧秘	淺野八郎著	140 元
3. 性格測驗（3） 發現陌生的自己	淺野八郎著	140 元
4. 性格測驗（4） 發現你的真面目	淺野八郎著	140 元

國家圖書館出版品預行編目資料

子宮癌・卵巢癌／岡島弘幸著；陳傳惠譯
－初版－臺北市，大展，民 87（家庭醫學保健；47）
面；21 公分－初版（女性醫學；7）
譯自：子宮がん・卵巣がん
ISBN 957-557-877-5（平裝）
1.癌　2.子宮、疾病　3.卵巢、疾病　4.治療法
415.271　87012702

SHIKYUGAN・RANSOGAN

Originally published in Japan by Shufunotomo Co., Ltd., Tokyo

子宮癌、卵巢癌

ISBN 957-557-877-5

監著者／岡島弘幸
譯　者／陳傳惠
發行人／蔡森明
出版者／大展出版社有限公司
社　址／台北市北投區（石牌）致遠一路 2 段 12 巷 1 號
電　話／(02) 28236031・28236033・28233123
傳　真／(02) 28272069
郵政劃撥／01669551
網　址／www.dah-jaan.com.tw
E-mail／service@dah-jaan.com.tw
登記證／局版臺業字第 2171 號
承印者／國順文具印刷行
裝　訂／建鑫印刷裝訂有限公司
排版者／千兵企業有限公司
初版1刷／1998 年（民 87 年）9 月
2 版1刷／2006 年（民 95 年）7 月
定價／220 元